吴门医派曹惕寅
遗稿存真

曹惕寅 著

郭天玲 陆海凤 纪
军 唐佐阳 整理

翠竹山房诊暇录

临证述要

全国百佳图书出版单位
中国中医药出版社
·北京·

图书在版编目（CIP）数据

翠竹山房诊暇录；临证述要 / 曹惕寅著；郭天玲
等整理 . -- 北京：中国中医药出版社，2024. 12.
（吴门医派曹惕寅遗稿存真）.
ISBN 978-7-5132-9060-9

Ⅰ. R249.7

中国国家版本馆 CIP 数据核字第 2024JG9389 号

中国中医药出版社出版
北京经济技术开发区科创十三街 31 号院二区 8 号楼
邮政编码　100176
传真　010-64405721
天津裕同印刷有限公司印刷
各地新华书店经销

开本 787×1092　1/32　印张 8.5　字数 142 千字
2024 年 12 月第 1 版　2024 年 12 月第 1 次印刷
书号　ISBN 978 - 7 - 5132 - 9060 - 9

定价　45.00 元
网址　www.cptcm.com

服 务 热 线　010-64405510
购 书 热 线　010-89535836
维 权 打 假　010-64405753

微信服务号　**zgzyycbs**
微商城网址　**https://kdt.im/LIdUGr**
官 方 微 博　**http://e.weibo.com/cptcm**
天猫旗舰店网址　**https://zgzyycbs.tmall.com**

如有印装质量问题请与本社出版部联系（010-64405510）
版权专有　侵权必究

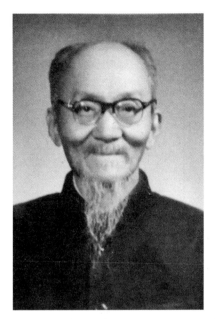

曹惕寅（1881—1969）

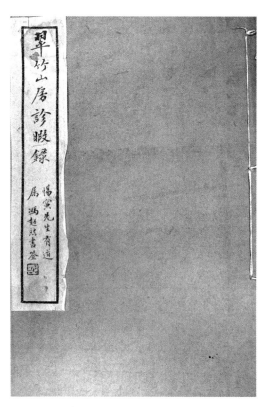

《翠竹山房诊暇录》书影一

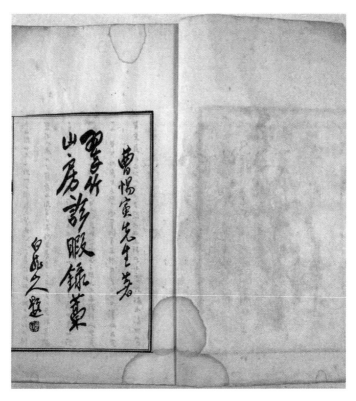

《翠竹山房诊眼录》书影二

自序

余早歲疾病侵尋了無佳趣隨　　先君北遊
多年京邸良醫就診殆徧卒未得郤除沉疴及
隨侍歸田乃屏絕俗務專心習醫一冀繼承祖
業一以愈吾宿疾也宣敢有問世之想幸蒙　祖
伯父暨　南笙先兄切實指導教誨不倦始
得學有端倪計設診以來倏忽十餘年矣凡歷
種種疑難雜症從未敢稍涉忽靡不盡力審

《翠竹山房诊暇录》书影三

施序

中国医药学肇始远古，自岐黄论道，越人辨脉，仲景立方，神农品药，悠悠岁月，两千余载，于中华民族繁衍生存功居伟哉！不仅构建了防病治病及养生的完整理论体系，而且历代医家还在传承经典中不断实践，如《褚氏遗书》曰："博涉知病，多诊识脉，屡用达药。"是谓三代以降，汤液之兴，方论始备，十剂以准规矩，七方以明绳墨。诚闲云潭影日悠悠，物换星移几度秋，从而积累了底蕴深厚的临证经验。历来有曰："百艺之中惟医最难！"所难者，在于辨证、用药。夫证有相似，药有寒凉，设若投治少差，存亡在于反掌。是以昔淳于公云："人之患患病多，医之患患方少。"故历代医家无不揣摩以工于辨证、凭脉施治为首务，并于诊余著书立说，感悟岐黄之道，游弋天人变化之妙，阐明经典，通乎时俗，溯流穷源，推常达变，宣解往范，作述兼修，昭示来学，书通二西，汗牛充栋，在历史的积淀中，汇聚而成伟大宝库。

同窗校友郭天玲教授等历经数年辛劳，将先师海上名医曹惕寅先生之遗著搜罗整理，勘误校正，汇编成籍，名曰《吴门医派曹惕寅遗稿存真》，并于剞劂付梓前夕示书稿于余，遂有幸拜读，顿觉如沐春风。岐黄秦汉之论，若网在纲；其学至精，薪火之传。全书学验俱丰，大道至简，既记录大量疑难病案及奇效经验，更有理论创新，倡导"万病惟求一通"之说，于万千医论中独辟蹊径，别具一格，充分彰显先生从医六十余载深厚之理论造诣与丰实之临床经验，可谓运以精思，达以卓论，非同凡响。

惕寅先生祖籍安徽歙县，十世祖后迁居苏州，上祖擅外科，父辈渐内外科并重，旁及妇儿。至先生幼承家学，并得伯父曹沧洲耳提面命，兼以悉心研读宋元明清医家著作，对温病大家叶天士辨证用药更是领悟有加，日渐磨砺，乃成起废痼、润枯毙、系生死之大医。苏州乃昔日吴国都城，为吴王阖闾重臣伍子胥于公元前500余年营造。斯域物华天宝，人杰地灵，催生吴门医派名医辈出，至明清时期更是群星璀璨。曹沧洲先生乃清代吴门名医，名噪一时。上海于春秋时期亦属吴国领地，时至今日，上海金山区枫泾镇依然保留吴越分界之界河与界碑。约 1267 年（南宋咸淳三年）设上海镇，嗣后内河运输日渐式微，海运兴起，吴文化与日东扩。至 1843 年（道光二十三年）上海开埠，迈向现代大都市，井肆繁荣，人才荟萃，药铺林立。全国名医聚沪，互相切磋交融，时值西学东进，斯有海派中医应运而成，吴门医派汇入者不乏其人。

惕寅先生于 20 世纪初叶亦迁居悬壶海上，名震一方，海派中医凭添新声。先生德医双馨，每于膏肓之疾救渍回生，效如桴鼓，乃于数十载从医生涯中悟出一道，曰"万病惟求一通"！论曰："通者，人赖之以生。"人之经络、脏腑、气血皆需周流而畅通，"人之生得气血之流畅，病则气血违和"，如有失畅"则通之要者，在乎调三焦气化"。上焦如雾，亦如太虚，宜升清，管理布施；下焦如渎，亦如浊地，宜疏通，管理渗泄；中焦如沤，似一瓢之水，贵在流动，又兼有管理上下二焦之能。三焦升降有序，气血融通，则阴阳得以平秘。先生于"通"法之研究，广览群经，缜密推敲，尊岐黄之说而多有发挥。《素问·逆调论》即已指出人体气机运行以顺为常，逆则为病。"逆调"者，即"调逆"也。《素问·至真要大论》曰："谨守病机，各司其属，有者求之，无者求之，盛者责之，虚者责之，必先五胜，疏其血气，令其调达，而致和平，此之谓也。"又曰："逆之从之，逆而从之，从而逆之，疏气令调，则其道也。"可见，宣其通调之道乃至理之言，先生则集思约取而弘扬光大。于通法之应用，先生经验宏富，可求上下之通、表里之通，或调气血以求通、化痰湿以求通。或补气，令气旺则和畅，而络脉舒则脏腑之气皆旺，或补血，令血充则气旺，络脉亦随之调和而得通。因之可锐攻病机以求通，亦可调顺趋势以促其自通。或得药物之通，或以外治求通。又如八法皆寓于通，汗、吐、下、和、温、清、补、消虽各有专致，但其旨亦在一通。可见致通之术至多，变化无穷，而求通之旨一焉。

先生不仅精于医理发微，且每施于临证，在众多医案中均可窥见通法之灵活应用，并对八种专病以通之论指导，取得研究成果。昔吴师机《理瀹骈文》曰："外治之理即内治之理，外治之药亦即内治之药，所异者法耳。"先生秉持十三科一理相贯之前训，在内治的同时，亦常用外治之法相配合，将"导邪外达法"灵活应用，临证内外兼施，相得益彰，又何其妙哉！

大医精诚，医虽艺事，而拯疾痛、系生死，非芝菌星鸟之术可以诡诞其辞也。中医药古籍文献令人望洋兴叹，然可以赐人以准绳，提纲挈领，于无涯医海指点迷津者，惕寅先生之遗著实不可多得。今日继承弘扬中医学遗产已为国人所倡导，成就辉煌，持悖论者已非势取。昔杜甫有曰："王杨卢骆当时体，轻薄为文哂未休。尔曹身与名俱灭，不废江河万古流。"中医药学必将在中华民族伟大复兴中如江河之万古长流！

习近平同志号召我国中医药工作者应在推进中医药事业发展中坚持"传承精华，守正创新"，余以为郭君之奉献当属范示，诚可歌也！新书面世可卜读者手不释卷，斯以为叙。

施杞

识于 2024 年春

施杞，国医大师，曾任上海中医药大学校长，现任上海中医药大学专家委员会主任委员。

陆序

郭天玲与陆海凤两位医生领衔整理的《吴门医派曹惕寅遗稿存真》是一套内容丰富，学术观点鲜明，既有方药，又有临床实效的中医文献实录。翻阅《遗稿》，一段往事不禁泛入脑海，20世纪90年代初，余时任职于上海中医学院中医文献研究所，参编刊行由国医大师施杞教授主编之《上海历代名医方技集成》，其中收录曹惕寅先生学术经验和技术成就，对其倡导的"万病惟求一通"，高评认为"乃先生学术经验之精华，亦临床治病之南针"，堪称医林创记，卓尔不凡。

曹惕寅（1881—1969），幼时谙熟儒家思想，其后又深受佛道两家影响。纵观曹老出身及早年经历，他的学术思想及其国学渊源确是由来有自。虽则《遗稿》以医记为主，但时有展现宋儒理学用语且未注明出处，耐人寻味。余因遍览文献，历经寒暑，终于厘清眉目。追溯曹老早岁随父寓居北京期间，曾师从现代中国文学大家林琴南。林氏崇尚程朱理学，史称其"笃嗜如饮粱肉"。经清同治进士桐城学派吴汝纶推荐任教京师大学堂（创办于光绪二十四年，作为实施戊戌变法，实现"新政"措施之一）。曹父为光绪八年进士，历任清代翰林、编修，与林氏交集完全可能。曹惕寅先生生前对学生不谈宋儒理学，隐去父亲姓名身份，恐与时代有关，有难言之隐耳。随着时代进步，医学科学的发展，曹老先生与时俱进，接受科学新知，研究疑难杂症，解决了诸多顽疾。其中思维机杼多受中国哲学思想之启迪，确属难能可贵。

郭君乃曹老在上海中医文献研究馆的最后弟子，陆君为市卫生局直属中医带徒班的关门弟子。目前均已年届耄耋，在社会变迁、物是人非、资料散失严重的困难情况下，他们怀着对中医事业的赤诚之心，感念师恩，不忘师教，尽心收集，终于将曹老一生治学及诊疗经验汇编成《吴门医派曹惕寅遗稿存真》四册，确是为中国传统医学的保存和传承做了有益的贡献。

乐为之序！

陆鸿元

2024 年 3 月

陆鸿元，上海中医学院（今上海中医药大学）1962年首届毕业生，上海市名中医，勉吾轩主人，1925年生。

曹惕寅先生，名岳峻，字惕寅、契敬，20世纪50～60年代的上海名医，上海市中医文献研究馆馆员。说他是上海名医，其实从他的出身、医学源流和辨证用药风格来看，曹惕寅可为吴门医派的杰出传人；而后他来到上海，融入海派医家的队伍。海派中医海纳百川，而吴门医派正是其中重要的一支。

曹惕寅先生祖籍安徽歙县，十世祖后迁居姑苏城。家传以医为业，上祖云洲尤擅外科，其父祖辈渐至内外科并重，旁及妇幼。曹惕寅先生幼承家学，又因少时多病，故悉心习医，并得伯父曹沧洲亲炙，随堂兄南笙先生临诊。曾言及除中医经典外，对宋元医家及明清时期江浙地区的温病学家著作均精心研习，尤喜叶天士的辨证用药。

1919年夏，吴中大疫，死人无数，他随伯父、堂兄等日夜研究，制定《救急便览》一册，并广为印发，从而挽救了众多病患。该册子充分体现了吴门医派在疫情大流行时的辨证用药急救特色，至今仍有重要参考价值。1927年，由曹惕寅所著的《翠竹山房诊暇录》在沪出版，该书记录了他早年在诊治疑难杂症时的思考与效验，此书及至近年尚有人印售。

曹惕寅先生于20世纪20年代移居上海后，除自设门诊外，还曾任江南造船厂、上海公安医院、邮电医院、仁济医院等单位的医学顾问，从而接触治疗多种近、现代疑难病症。他通过认真的学习思考，寻找辨证规律，积累了丰富的实践经验，并从数十年的临床经历中悟出了一个重要观点："万病惟求一通"。这一思想贯穿他的辨证思维中，贯穿他的组方用药上，是他学术思想的精髓。他所言的"通"，是广义的通。他认为"六腑固然以通为补，其通出于外，以成其化糟粕之能，而得排泄之用；五脏之通达于内，以收其生精微之功，而成濡养之用""通之要者，在于调三焦之气化，使其升降有序、气血融通，而阴阳得以平秘也"。更深层的意思，是指一身经络气血的流通、三焦气化之和通。

曹老特别重视肺气的通畅，认为治病首重肺胃，盖肺主一身之气，胃乃十二经脉之海。肺气通调，则脏腑之气皆调；胃失和降，则气血生化无权。他又特别指出"肺为华盖，又为娇脏，位居上焦，喜清虚"，故"治肺之病，药宜味薄气升，轻清上行，方可使肺气得展，邪无留地，重则药过病所矣"。这在他的处方用药中，都可得到明显的印证。即使在疏肝、通肠、利尿剂中，亦常配用肺经、胃经之药，往往取得事半功倍之效，体现了他"万病惟求一通"的思想。他门诊所用的脉枕上，用粗黑的丝线绣着"万病惟求一通"的字样。记得他曾多次结合具体病例，在辨证处方时，对着我们用手指重重地叩击着这几个字，以此强调他的学术观点，启示他的学生弟子。

曹惕寅先生的辨证用药体现了吴门医派轻清灵动、举重若轻的风格，还极善于应用浅显的物理现象和哲学思辨指导治疗疑难重症，遇急难病常有巧思。他常带着临床上的问题，探求理论上的解答。他出身中医世家，但思想并不保守。对于近代传入的西医学，他认为也是治病救人的手段，常言："西医学说擅长于物质，中医学说擅长于气化""二者各有短长，应当互相取长补短"。曹惕寅先生还善用外治法，常内服外用并重，相辅相成。其外用药应用的思路，也深受家传及曹沧洲的影响。在后期，他的处方用药更形成了自己的鲜明特色。我们可以看到曹惕寅的处方中有古方的神韵，融入了很多经方的片段乃至全方，其君、臣、佐、使排列有序，而且往往成组成对地呈现，融入"万病惟求一通"的思想，条理思路十分清晰，使后学者极易领会和掌握。为了体现这些特色，我们在《万病惟求一通》《百通验案选集》的处方排版中，要求尽量体现这种独特的排列形式。

民国元勋，曾任清末江苏巡抚的程德全先生在《诊暇录》序言中言其曾"证之吴地人士及家中儿孙辈：一切危症具经先生匠心独运，拯救有得，因知其存心之厚，操术之神，未可以常人论也"，说曹老"洞察精微无怠无倦，遇疑难尤好精究，处艰困不辞劳瘁，并且尽将所承医术传授予人，以利济急扶贫"。作为后学，深感程氏言之甚确。曹老对每个患者、每张处方都极为认真，他还多次以"习字费纸，习医费人"告诫我们。

曹老曾是连续两届的上海市静安区人民代表，是较早期的中国国民党革命委员会成员。1956年，曹惕寅先生被上海市中医文献研究馆聘为首批馆员。他非常重视并认真对待这一工作，包括临床带教、整理自己的医药经验和学术体会，产出颇丰。

1963年夏，经过6年大学生活，我从上海中医学院（现为上海中医药大学）毕业，并被分配到上海市中医文献研究馆工作，任助理馆员，具体工作是继承整理老中医、老馆员的学术思想和临床经验。给我安排的首位老师便是曹惕寅先生。当时曹老已82岁高龄，在静安区石门二路家中设有私人门诊，每周我去那里三次跟他抄方，听他传授临诊经验。之前，中医文献研究馆委派到曹老处工作与学习的已有多人，如黄少堂、王秀娟、林功铮等，另外跟随他学习的还有戴兰芬医生和上海市卫生局委托培养的四五位医生，其中包括余雅文、陆海凤医生等。他们对曹惕寅先生的学术思想和诊治特色也颇有体会。

曹老个子不高，骨骼清奇，双目炯炯有神，一缕花白的山羊胡子，每每随着他认真的讲述而抖动，这便是他给我最初、也是永远难以忘怀的印象。而曹老的学术思想、用药经验和风格更深深地影响了我们。如今，曹老去世已半个世纪，我则退休多年，如今也85岁了，看着留在我手边的一大叠曹老的医论、医案等资料，纸张已经发黄变脆，深觉不应该让它们就此变成废纸而消失在历史的尘埃里，有生之年，我们有责任把它们保存并传承下去，让更多的后来者得以学习和借鉴这些宝贵的医学遗产。我的想法得到陆海凤医生的支持，她抱病翻找出珍藏的书籍和散在学生手中的资料，多次搜索补充，使吴门医派曹惕寅的遗稿尽可能做到无遗漏，从而得到较完整的保存。纪军博士和唐佐阳医生都是单位里的主干力量，工作十分繁忙，但他们热爱中医事业，抱着极大的热情和兴趣，利用业余时间，认真地投入了这项工作。

我们的工作，从重温曹老的遗稿开始，追溯了曹氏的学术渊源，同时走访了曹老在上海的门诊旧址，见到了他的后人，到苏州寻访了曹沧洲祠和曹惕寅老宅，温故而知新，终于理出了一些头绪，特别是在中国中医药出版社华中健老师的支持和策划下，决定把这项工作定名为《吴门医派曹惕寅遗稿存真》，包括以下四册：

第一册《翠竹山房诊暇录　临证述要》，内容包括：①《翠竹山房诊暇录》，收录曹惕寅先生早年（1928年以前）的临床经验总结；②《临证述要》，收录曹惕寅先生20世纪20～50年代的临证经验；③附一：《救急便览》，为曹惕寅先生与伯父曹沧洲、堂兄曹南笙共同研究制定的瘟疫救治实用手册；④附二：曹氏医学源流及传承。

第二册《万病惟求一通》，内容包括：①较详细地论述了"万病惟求一通"的理论和根据；②收录曹惕寅先生在新中国成立后的近20年间，随着疾病谱的变化，运用和发展了他一贯主张的"万病惟求一通"的思想，总结八大类疾病的个人学术观点和临床经验；③最后还介绍了曹氏历代积累的外治法、方药。

第三册《百通验案选集》，主要选取曹惕寅应用"万病惟求一通"思想治疗的百例医案，以为示范。

第四册《曹惕寅医案医话录》（正续集），主要包括：①由原上海市中医文献研究馆助理馆员黄少堂、王秀娟整理保存之《曹惕寅医案医话录》（正续集）；②曹惕寅遗稿：《我对工作和带徒的体会》；③曹惕寅讲述、戴兰芬整理的《通肺气以治肝，通浊滞以治胃》；④曹惕寅膏方案及噙化方案选录。

由于资料繁多，曹老本人整理或口述的病案及文献馆整理的医案时间跨度较大，前后引用或有重复，为保存遗稿的完整性，一般不作删节。另外，由于时间久远，纸质资料保存不易，有的字体不清，转录或有出入。凡此，祈请阅者多予以指正。

郭天玲执笔

2024 年 1 月

1.《翠竹山房诊暇录　临证述要》以1927年上海翠竹山房石印本为底本，繁体、竖排改为简体、横排，以现代标点句读，对通假字出注说明，古字、异体字、错别字径改不出注。为保留原书风貌，对方言习语、中药名的简俗写法均不做改动，冷僻者首见出注说明。另外，原署名集中放在书名下，不再在卷中出现。

2.药物剂量均按原处方书写，即用旧制。一钱合今中药计量之3g，一两合今中药计量之30g。

3.除《翠竹山房诊暇录　临证述要》外，病例中患者姓名多隐去名字，保留姓氏。

4.《万病惟求一通》《百通验案选集》及膏方处方中保留了曹老的独特书写特色，即药物分组对齐排列，一般由3～5组组成，每组由2～3味功效相近或相协调的药物组成。一般第一组体现主旨，第二、三组为宣肺气、利三焦、助运化之剂，其余为佐使或辅助药。例如，暑湿寒热病例处方，用芳香化浊、分利湿热法，处方中共有5组药物，第1～4组以竖列排，第5组以横列排（处方中的药组提示数字及竖横线为编者所加，以说明药物排列特点）：

①苏梗	②白蔻仁	③姜川朴	④青皮
枳壳	白杏仁	范志曲	广木香
郁金	姜半夏		

⑤车前子　鸡苏散　藿香正气丸

为体现曹老这一处方书写特点，并兼顾排版可行，我们采用处方药物按药组顺序连排，以分号分隔药组，同组内各药物以逗号分隔，处方结束以句号收尾。仍以上方为例，按此方法排版后，处方格式如下：

苏梗，桔壳，郁金；白蔻仁，白杏仁，姜半夏；姜川朴，范志曲；青皮，广木香；车前子，鸡苏散，藿香正气散。

《翠竹山房诊暇录　临证述要》和《曹惕寅医案医话录（正续集）》中的处方并未按此规律排列，但仔细品读，仍可找出其中规律。

5. 本套书中极少量主题在不同辑册中有所重复，系曹老本人或学生在不同年代记录整理的内容，其在具体内容上随时间的递进也略有不同，体现了曹老对疾病的认识及学术思想上的深化和提升，因此尽量予以保留，如此亦保持了原稿的完整性。

6.曹老所处时代，有些医理尚未被认知，阅者当识别之。

编者

2024 年 2 月

总目录

吴郡　曹惕寅　契敬　著

翠竹山房诊暇录

目录

王序

是书为苏城世医曹惕寅先生所著。先生承其上祖云洲先生、承洲先生，暨其世父沧洲先生并其兄南笙先生之学，为积年经验心得之作，堪称济世宝笺。先生为再韩太史之子，博济存心，以劝善为初衷，故于诊友间每孳孳以进善，为请承其先志也。

吴兴王震书

程序

惕寅先生，东吴世医也。承其上祖云洲先生、承洲先生，令伯沧洲先生，暨其兄南笙先生之学，上自《灵枢》《素问》及仲圣《伤寒》，下及北田、香岩、鞠通、孟英、嘉言诸家，博览详辨，融会贯通，行道有年，活人无算。大江南北，靡不景从其视诊也。洞察精微无怠无倦，遇疑难尤好精究，处艰困不辞劳瘁，来尽将所承学术昭著于外，不事秘守以广济急扶危之志。余不知医，惟证之吴地人士及余家儿孙辈，一切危症俱经先生匠心独运，拯救有得，固知其存心之厚、操术之神未可以常人论也。今得所著《诊暇录》稿，展诵一过，益见先生之宅心不仅一"医"字概也。凡治男女、内外、大小、咽喉等科，俱各随症发明，语语精核，洵为苦口苦心、寿世寿民之作。

丁卯孟夏云阳程德全雪楼氏序

杜
序

曩者曾潜心医术，凡数载余，所阅多生理卫生之书，《灵枢》《素问》以其艰涩难明未遑及也。迨留学归国，对于中医之术益觉怀疑，复以职务所牵，更未暇深究以穷中西医术之异同。十余年来，又未尝膺疾，是以平日所知之理论并无从证实。民十之秋，偶患外症，以通人之见，自以西医长于外科，因就西医焉。奈遍求名医竟无能治者。盖外病多由于内，未有内理未清而能疗治其外者。后得友人之绍介，乃就诊于惕寅先生。先生为我详言病理，知气运之源、脉息之用。不数日而霍然，当时尤以为幸事耳，故遇家人及子女之病仍多延西医，未肯捐弃昔见。后证之事实，则往往西医所束手者竟为中医治之，而曹君之力居多焉。后每有微疾辄就教于先生，必蒙详为指示并出诊治心得示余，益知先生医术之神非偶然而至也。于是，余昔日对于中医之怀疑亦顿然冰释矣。虽然中西医之短长，不学如余又奚敢妄赞一词，即以个人之实验亦未敢信为真确。然自此余深知中西医理本不相背，而术之高下在乎人耳。苟国中医士均法曹君之用心精究，又焉不见中医之神乎其伎哉？兹者曹君所著《诊暇录》出版有日矣，是稿余于六年前曾一睹及之，当时即促其付枣梨，而先生虚怀若谷，犹未肯遽以问之世。吾知六年之中，先生经验必更富于前矣。此书一出，当为中医界生色不少，是可断言也。余素不善撰恭维颂扬文，谨以心中所感直言以质高明，并为曹君序。

民国十六年六月杜定友序于广州东山定盫

智涵氏序

是编为惕寅姪积年经验之作，不事文藻，专尚简明，迭经诊友敦促，始于今夏授梓。

夫医理至深，失之毫厘，谬以千里，人命安危，争于俄顷。自非精究《灵》《素》及越人书、长沙集之义理，详参历代名医论说，观其会通，得其神髓，曷可而无以望问闻切；悉其聪明，致其诚恳，视病者之疾苦，如痛切肌肤，则于治道，思过半矣。吾家历世读书求学，专务崇实，以医济人，绍为心传，惕寅向学不倦，克继家业。余阅此书，嘉其宅心之厚、辨证之慎，尤使阅者开发心思，足为临诊之助。喜而书此，且以为劝。

丁卯夏兰雪老人智涵氏书于花萼交辉之庐

自序

　　余早岁疾病侵寻，了无佳趣。随先君北游多年，京邸良医就诊殆遍，卒未得却除沉疴。及随侍归田，乃屏绝俗务，专心习医，一冀继承祖业，一以愈吾宿疾也，岂敢有问世之想。幸蒙伯父暨南笙先兄，切实指导，教诲不倦，始得学有端倪。计设诊以来，倏忽十余年矣。凡历种种疑难杂症，从未敢稍涉疏忽，靡不尽力审察，苟得化险为夷，每引以自慰。欧阳崇公有言："求其生而不得，则死者与我皆无恨也。"医者治病，何异老吏断狱？一是以诚心为本。五六年前，以病体初得健全，烦剧过甚，每于炎夏，辄易阳升鼻衄。爰避嚣来沪，得于诊余之暇，就积年视疾之略可自慰各节，不揣谫陋，集成两卷，借以就有道而正焉。

卷
一

一

粤东范君之女，年五龄，自楼窗跌仆下坠，狂忘躁语，与饮饮吐，得食食呕，不能辨识父母，目不交睫。或云肝阳夹痰，或谓温邪痰滞。历五日夜，医药罔效。后经其友绍余往诊，切其脉错乱无定，外既不伤于风寒，内亦无病于痰滞，筋骨肌肉亦无重伤。实以身躯颠倒重震，浊气反上，清气下陷，姑宗镇胃降浊法治之。独味煅代赭石五两，煎汤三大碗，每隔十分钟用小匙饮五六匙。饮未及半，神识大清，呕吐亦止，啜粥一盂，安卧而瘥。

二

苏检厅长王仁山之媳，以产育过多，营阴亏乏，肝木上亢，大咳逆，大失血。或注射收敛血管之西药，药性一过，病复如旧。或投以大苦大寒之猛剂，血益涌冒。忽于黎明邀余往诊。查其形色，颧赤倦语。按其脉搏，弦劲宏大，一派阴竭火炎之象。寒之只可暂遏，非益阴潜阳不为功也。配方更须重剂，庶可制止亢阳。方用蚕豆花露五两合大生地七两打汁，徐徐温服，佐以龟板、元参、白芍、二母、白石英、十灰丸、黑山栀、泽泻、芦根、藕汁、童便等，一剂而血止。同时并令以陈酒脚^①温洗两足。复以大生地、盐附子捣涂足心。翌日神色安和，脉亦宁静。盖治血之旨，实火宜凉，虚火宜补，血紫宜凉，血鲜宜补。倘属虚火而误服寒凉，犹沸油中泼水，激之使怒，望其潜降可乎。

三

苏垣神仙庙姚成衣之妻，产难经七日，稳婆固已束手，西医又不能必其安危，举家惶急，莫之所措。复以家贫药资拮据，遂倩其邻商余往救。余曰：生产妇人常事，熟记"瓜熟蒂落"四字便了。此人必因用力太早所致。切其脉或大或小，察其神，面赤舌冷，舌下脉青。论胎已呈绝望之征，即产母亦处危境。爰赠以番佛二尊，配药两剂，一以补气养血润滑为旨。方用败龟板一两，党参四钱，车前子五钱，全当归一两，熟地五钱，冬葵子五钱，川芎一钱半，血余炭二钱，煎汤一大罐，只吃头煎。徐徐饮之，不及一小时，死胎下而产母安。于此可知操司命之术者，于贫病之人万不可不存怜惜也。

---

① 酒脚：酒器中的残酒。

四

苏州皋桥铜匠王姓，壬子夏间陡患癃闭，凡一切通利之剂，靡不尽服，而病不稍减，腰酸腹胀，筋绽气闷。历至七日，始求治于余。适以诊者猬集①，强欲速诊，并以危词耸听。余仓猝间屏息凝思，势果可危。急使嗅卧龙丹取嚏，连得数嚏，溲下如注。王某悦其病之若失，观众咸惊余智之急、技之神，一时发为疑议，殊不知此理出于日用之间。譬如壶茗满盛，口气闭塞，点滴不利，揭其盖，则所出如注。亦丹溪所谓"将欲降之，必先升之"之意。又曰："气升则水自降。"

五

东山茶商李君，常驻苏门，每疾必经诊愈，故信余至深。某岁他往，忽得异疾，屡药无效，遂弃职来苏就诊。语余曰："病久已成痼疾，慕公特来求治。"观其形色，听其言笑，一如前日，甚讶之。彼即指右臂，自捻②其腕，则

① 猬集：比喻事情像刺猬的硬刺般多且集中。
② 捻：转。

连嗳不已。细省之，绝无他证，惟语次或有长叹。因询之曰："君之疾其得于食后盛怒乎？"彼乃击节赞余不止，谓其初因百元之欤，为无赖侵蚀，得此消息，正于食后。因思肝主筋，将军之官，怒则气涌，横窜入络，而湿痰素重，由是痹络留恋，刻下为状仅酸软少力，按之作嗳而已。可见络气阻痹并不甚重，特加之疑虑忧惧，乃成神经作用，考物理心理，本可扶助医术。姑嘱其闭目凝神，为之按摩抚捏，由上而下，并令取嚏，霎那间其病释然。按此诊法，征之近世感应神通术，或亦类也。故医者贵能虚衷博访，获益乃多。

六

苏常朱镇守使部下石镇海连长北人也，患时痢甚剧，诊于药局，并以投重剂为请。局医见其体丰病实，用药不疑，投以大黄、芒硝、枳实、槟榔、番泻叶等味，服后腹痛下痢转甚。翌日复方，又加重分量，不及终剂，而汗缀如珠，神昏懊忱，肢冷脉细，频频作恶，便如墨汁，所下极少，次数无度，势已危殆。家人来舍坚邀余诊，筹思再再，无着手处。因以耳附其腹，其声窒塞不堪，强启其齿，见其舌中苔映灰，边白垢。再按其脘，见于神昏之中颇露拒按蹙额之状，呼吸细微，肢僵不语。余为之默然者久之，乃得其致病之理、致危之由。肥人暑湿夹痰滞而病痢下，常疾也。彼负其北方刚强之质，遽以猛烈之剂，并其在上未化之物，峻下过分。由是痰湿气滞团结胶固，上则不得泄于胃，下则不得通于肠，搅痛痹闷，不堪任受。加以肥人中虚，故更形不支。姑于无法中求法，相机应变，立方付之：橘红、法夏、苏梗、枳壳、鸡金、六曲、朱茯苓、车前子煎汤，再将乌药、郁金磨冲，分次徐服。历约十六小时，始见由渐苏醒，索饮米汤。翌晨望其神色之间，虽甚疲乏，尚属明瞭。乃于前方加保和丸五钱，药后下黑干粪不少。阅数日，复以助运健脾、益阴养胃之剂以调养之。未及半月，即见复原。至中秋日，尚以饼饵相馈也。总之，治肠胃积滞病不外疏运、攻下两法。积在脐上仅宜疏运，积在脐下始可疏下互进，否则为祸必烈也。

七

庚申季夏，吴中大疫，旋发旋死，比户皆然。虽废寝忘餐，尽力救护，莫之及也。余审察病因，全由暑令当热反凉，雨水连绵，近秋更以酷热继之，是寒热相争，气化乖戾。故其为状，始则闭其气而为干恶腹痛，再则停其血而为肢冷脉伏。病势之来，刻不容缓，然痧症致病之因甚多，或受暑，或受寒，或食物不慎，皆足致之。而其初，必现闭气停血之象。爰是拣选救急药品，以樟冰、茴香、木香、陈皮、丁香、上小土[1]等，如法酒浸成剂以通血脉。更服辟瘟丹及嗅卧龙丹以通气化，屡试屡验。即以此法广发说明书，普劝城乡人士，如法救护。是年得以活人无算。

八

宝苏局前高某之甥为当友，年廿余岁，陡然壮热发痘，延医表散过甚，毒火散漫，痘不成寨，全身皮脱，痛楚呻吟，惨不忍闻，势趋危急。其舅邀余往诊，余以大方不及痘，固辞之。彼谓此甥兼祧三房，姑请设法救之，强余行。无何，往视之。甫掀帘，血腥臭秽满布室内。及启被，更为骇人，实令人无从补救，且分内外治之。内服犀角、地黄、丹皮、大青、银翘、绿豆、竹沥等味；外用贝母二钱，白芷、赤石脂、白及各一钱，龙骨五分为末，猪骨髓打调

---

[1] 上小土：指鸦片之一种。

成膏，用桑皮纸摊满药油，遍身贴之，果觉痛定，稍稍安寐。未及两旬，肉里平满，惟不生肌肤。再以菜油磨青果核搋之，旋即完好。内服初为寒凉之剂，继以益阴生津解毒诸药清理之。

九

桃坞张君患湿浊症，溺管刺痛。凡一切分利清热之法，均经医治，浊虽止，痛依然。因携所服之方，就诊于余。余阅前方，为川连、川柏、知母、萆薢、滑石、草梢、车前等味，因曰："方甚切病，其所不效者，非方之不合，诚以消溺管肿药未备耳。盍不加入土贝、马勃二味试之？"一剂后痛果减，三剂而全愈。于此可见，立方当贵运用心灵。

十

胡统领之太夫人，年近七旬，形貌丰伟，一望而知为多湿多痰之躯。来诊述病，为头痛，为呕恶，为两腿流火，痛不成寐，而又不愿服药，以讳疾忌医之流耳。爰为分治之。

头部：以川芎茶调散三钱，桑叶二两煎汤煿①之。

呕恶痰咳：以莱卜汁②一碗入生姜汁七滴徐服。

腿部流火：以余制化湿清热之药粉菜油调敷之。

分头应付，竟越宿而瘥。

十一

皖歙权君之妹适朱氏，以带多信期不准嘱治，未数月即怀麟，及产已由苏迁崐。忽专足来示，谓以产后昏厥，或谓血晕，或谓阳升，宜补宜导，莫衷一是，求速救法。因询产后晕变是否由恶露如冲而起，答曰："然。"既然矣，其为阳越阴脱可知。乃为悬拟一方：熟地炭一两，归身四钱，左牡蛎一两，大白芍三钱，紫石英七钱，茯神五钱，炒丹参三钱，炒白薇三钱，炒党参三钱，小麦二两，炒枣仁三钱。服后即见平复。此外，尚有外用急救法：打醋炭以敛神止汗。嘱产妇安坐，时吃粥汤接力，静养勿语。

---

① 煿：音"wǔ"，指湿热敷，下同。

② 莱卜汁：指萝卜汁，下同。

十二

常熟某医，以求嗣续故，屡服温热补剂，遂起舌痛遗泄，就商于余。即拟一补益肝肾之方，如熟地、龟板、党参、归身、杜仲、川断、沙苑、菟丝、聚精丸等连服三剂，舌痛精泄均愈。彼又私于方内加茸、附煎服，前病又作，并致尿后见血，忧惧交并，复来索方，具以实情见告。余乃为之详说种子方之原理，解其疑虑："男子以气为主，气充则精足，精足则神完。就君之症，一派阴竭阳亢之象，而失冲和之用。为补牢之谋，当先从填补精髓入手，否则徒使烈火炽张耳。经言'独阴不生，独阳不长，阴阳和而万物生'。今君计不出此，宜其败也。"

十三

关君守礼粤人也，经商于苏，感时疠，发痧子。邀其乡医诊之，药未及半，而胸闷神昏，痧陷肢强，危殆不可言喻。余应其友刘冠卿君之请，偕往视之。见其方为麻黄、石膏、党参、当归、川连、防风等味，该方立意无从窥测。刘君谓其客次病笃，情属可悯，即备方援之。遂付以薄荷、蝉衣、牛蒡、紫菀、杏仁、象贝之剂，外用芫荽、苏叶、牛蒡、樱桃核、棉纱线等，煎汤布绞焐一切痧子缩陷处，竟一药而转机，神清痧透，真幸事也。故医者之对于病家，总以尽心为是，未尝不有于绝处得生也。

十四

何君汉生，性至豪爽，无怍伪态，惟肝木素亢，语多质直，加以心营久亏，疑虑过多，乃致阳气升多降少，头痛如劈，遂服西药以平其脑。孰知忽于春间晨起，头痛至甚，大汗如雨，竟致昏厥，来邀余诊。见其状果甚危迫，即以羚角、石决、丹皮、甘菊、磁石、天麻、竹沥、半夏等使煎服之，渐见苏醒。病虽得缓，而终不能全愈，缘告以摄养法，宜从"静"字入手，静则阴生，劳则阳张。伊颇信之，病即豁然，从可知摄养非无助于药力也。

十五

吴少茨君之女适胡氏，新产甫两朝，形寒壮热，喉痛而腐，腹痛瘀露不多。或谓白喉风，宜养阴清肺；或泥产后宜温，状甚危急。其姊商治于余。诊察后，告以乃产前积受温邪，肺家痰浊蕴蒸，万不可用寒凉抑遏。蕴蒸愈深，为祸愈烈，误服温药，则更属危险。只当从表轻泄，俾邪从外达，寒热自解。倘能布现痧点，尤为佳象。遂用薄荷、牛蒡、赤芍、蒺藜、土贝、马勃、飞中白及延胡索、茺蔚子、泽兰等通瘀之品外，复以吹喉药、洗喉药辅之。翌日果形寒愈、壮热退，而喉腐亦瘥，痧子遍布，瘀露畅行。复方仅去薄荷一味，揆此情形，极易速效。孰意忽于夜深叩门，促余急往。及门，举室仓皇无措，产妇神昏不语。询其故，据称恶露复不多下，倏忽大汗如注，变态起于强自登厕，伊姑坚谓血晕。余按其脉细弦，乃力辟之。嘱其用小口瓶满盛好醋，将瓶口对病人使嗅之便知。瓶甫及鼻，产妇即张目笑谓："此味一闻，心神为之安，头目为之清。"余闻之，扬声曰："此晕属虚，非血晕也。"产后百脉空虚，汗出既多，阳气即易升浮，为急则治标之计，不外下列二法：外则打醋炭，俾吸酸气以敛浮阳；内以煅石决明一两，抱木茯神五钱，煎汤徐徐饮之。得能阳气潜藏，心神内守，安度一宵，方有把握。诘朝往诊，谈笑自若，神色平和，略用平肝通瘀之剂，旋即原复。

十六

谢君蓉生者，业丝商，形体丰腴，食量又宏，胃强脾弱，中气又虚，遂酿成多痰多湿之躯。癸亥夏患湿温症，初则体倦作恶，脘宇满闷。医者以镇胃养阴法治之，恶转甚，反致伤络失血。复投以平肝益阴凉剂，而病益剧。乃延西医注射，血溢如故，神志昏蒙。历七日夜，由史馨生、陈明善两先生绍介往诊。至则群医毕集，咸谓肝升过甚，失血体乏，其势危殆，不可援手。余按其脉沉郁不畅，验其舌滑白厚腻，有叹息呼号声，便闭多日，小溲极少，彻夜烦闷，辗转不宁。盖温邪积伏，痰浊郁结，湿滞痹阻，中气失于宣达，清阳为之抑遏。此病之凡百变端种种险象，尽困于欲通不得，欲达不能，作恶者欲上泄于胃也，欲恶而不得因势利导。故其恶益甚，甚则伤络迫血外出，既非血热妄行，又非阴虚火炎，宜其服前药而病愈剧也。乃备方以希万一：姜汁、玉枢丹、姜川朴、牛蒡子、蔻仁、杏仁、苡仁、枳壳、郁金、干菖蒲、槟榔尖、莱卜子[①]、赤苓、泽泻、鲜佛手，佥以辛烈过甚，势难照服。幸史、陈两君，古道热肠，谓余非操切者可比，确着声望，经验有素，急

---

① 莱卜子：莱菔子。

令速撮服之。翌晨急邀往诊，谓病转剧。及与偕往，一一诊察，嘱其万勿疑虑。能识亲疏，一善也；呕血得止，二善也；便得下如败酱，三善也。有此三善，可谓通达有机，何如转剧？循此调治，足祛壅蔽，即令照前方再服一剂。翌日又欲急诊，谓其烦躁不寐，舌两边起腐作痛，乃湿火熏蒸、痰浊胶裹之象，于前方中去玉枢丹加炙紫菀一钱半。隔宿躁烦更甚，舌中灰黑，边仍白腻，再于前法入姜川连七分。药后宿垢畅下，其热烙肛。自觉由脘至腹，豁然贯通，溲赤如血。

复诊：复用姜川朴、姜川连、姜半夏、杏仁、蔻仁、苡米仁、楂炭、槟榔、莱卜子、生石决明、连翘、赤苓、泽泻、茅根。连服四剂，即得舌苔清润，并不干燥，宿垢全下，转得燥粪，溲赤转黄，神色清楚，脉来弦滑，夜寐亦安。惟思食过度，以不能逞意而躁怒，力戒以多饮粥汤，少茹荤腥，良以病加于小愈，而病从口入也。嗣后各事清理，遂即复常。

十七

苏州某姓幼女，背发一瘤，上下左右，流走无定，按之作酸，似寒似热，约五旬余，纳少面㿠，余均如常。父母以其病久，拟以本元不足治之，忽来诊见其腮外贴两膏，肌肉微肿，项背筋络俯仰转动，均不便利。据云，此瘤起于腮肿消灭之后，于此可征前列各症，无非外邪欲求出路之象。爰令揭去两膏，外用牛蒡、防风、苏叶、僵蚕、土贝、桑枝煎汤，用布绞焐两腮及背瘤。内服牛蒡、白蒺藜、赤芍、杏仁、土贝、丝瓜络、制蚕、马勃、莱卜子、泽泻、桑枝，照服三剂，竟得全解，转动如常。时毒风痰为流行病，风邪与内积痰浊痹络为病。泄风化痰为的要之治，风性慓悍，可散而不可抑；痰性黏腻，可化而不可凝。风挟痰而愈暴，痰得风而走窜，故风痰虽形诸外，而其致病之由实通于内也。误治之，变症叠出，如喉闭、疝气或壮热不已，临证者可不慎乎？

十八

苏州张同顺锡作张某之妻，至田间工作，忽被暴徒将其右手银镯抢去。既受惊骇，又复懊丧，由是气化不利，中宫痰气郁结，自言自语，废食忘寝，神机呆木。来诊付以金箔镇心丸、白金丸、磁石、礞石、胆星、半夏、橘红、竹沥、石决明、杭白菊、茯神、连翘等平肝化痰，宁神镇心之剂。病势十去八九，而终不能全瘥，时笑时哭，惟不若前之甚耳。爰令其夫询以昔之夺镯者面貌、身量、服饰何似，乃先仿其左手银镯式样配制一只。再嘱友人乔装，一似暴徒纳镯于怀。遂诱病妇仍往田间工作，出其不意，令伪暴徒佯作夺取该妇银镯之状，而众人又佯获之，于争夺喧嚷之际，即将怀中之镯投诸妇人。该妇陡见其昼夜思念不置之物，突然天外飞来，欣喜欲狂，大笑不已，竟无法尼止，遂令饮盐汤一大碗，俄顷间非特哭止，旧病亦消释无余。要知病之细微，在在[①]均宜体察之，不仅有益于病家，亦于医者之宅心有关也。

十九

林君炜南之令媛，伏邪而阻痰滞，病缠近一月。林君固以诊事相识有年矣，特以未知余尚能治幼科，遍邀中西医士，或谓病久邪恋，或谓体乏阴伤，所投之剂，非出于辛温香燥，即属养阴平肝，积久不效，正深忧惧。适其乡友范君内眷往问疾，述及惕或能治之，遂邀往诊。及门，

---

① 在在：处处，各方面。

闻声则躁烦呷哑，问语则指示胸膺，望色则面目黄滞，切脉则乍滑乍数，舌苔黄垢腻，二便均不多，或沉昏睡眠，或狂号欲哭。是病之结郁于中，既经香燥，火炎愈烈，复经滋腻，痰浊凝滞。由是痰火互结，当从畅肺豁痰入手，瓜蒌皮、杏仁、象贝、枳壳、郁金、干菖蒲、生石决明、莱卜子、泽泻等味付之。另以枇杷叶汤调玉枢丹，两剂而一切烦懊难宣之状尽行解除。复于前方去玉枢丹，加芦根、竹沥三剂，语音渐透。再以平肝化痰之药，不数剂即得全愈。曾赠"妙手生春"银额一方，亦过承林君之厚信也。故诊者于此类之疾，于"补益"二字最宜审慎，非俟实邪痰火积滞清彻，万不可急于求功也。犹表证初起五六日时，宜专事驱邪，待其化火，而后进凉剂也。然易曰"高下在心"①，亦犹医者之相机应变，无拘拘②于成例也。

二十

医者治疾，犹治军也。虚者实之，实者虚之。而用法

---

① 高下在心：出自《左传·宣公十五年》："天方授楚，未可与争，虽晋之强，能违天乎？谚曰：高下在心。"原意为做事要斟酌形势采取适当的方法，形容能胸有成竹地处理事情。
② 拘拘：拘泥的样子。

之变化，尽出于心灵活泼。佐以医术之原理，神而明之，有不可思议之处。娄门木商郎君之妻，无端呃之不已，别无痛苦，惟觉胸次^①痞闷耳，来寓坐以待诊。余闻之，询以曾否服药，答曰："药多矣，不效。"遂即以纸捻令其取嚏，连得十余嚏，而呃顿止。盖以肥人多痰，饱食即卧，作唵而醒，痰气哽嗌，乃至作呃。气通呃止，理之当然。

二十一

粤西谢解元孟邻之子，君起兄，肄业浦东中学，病三疟，历三年，止作靡定，月必数发。是岁余方避嚣来沪，邀诊。见其牖下金鸡纳霜丸空瓶陈列累累，谓余曰："此丸服之久矣，而不能尽去根株，奈何？"因思久疟伤阴，营卫失谐，进以党参、制首乌、炙鳖甲、当归、毛脊、青皮、六曲、半贝丸、生姜、红枣，竟一药而止，迄未复发。后留学巴黎，频行谓余曰：此方神妙不测，特配药存储药笼，以备不时之需。中药之功，诚有胜于西药也。曾诊一印捕，立方同，获效亦同，病情亦相似也。惟以藜藿之质，分剂较重耳。

---

① 次：中、间。《庄子·田子方》："喜怒哀乐不入于胸次。"

二十二

林姓夫妇，同患上搭手，均溃数头，根脚板木，形势巨大，按之无脓，并云已服小金丹、六神丸等，而仍窜发，两肩臂僵不能动，深以不验为憾。余曰：痈始伏硬块，由渐而大，高肿毒化，溃脓便愈，即时于法可消。疽之初起，仅为一脓窠，而内部已僵膜满布，营气阻遏，湿热凝聚，于法只可温托化湿、归毒和营，最忌香散。今尔等以治痈之法治疽，宜其毒气散漫，半体僵肿。急用冲和散，以紫苏、茄蒂煎汤，调和热敷四围，并贴黑虎膏。内服芪皮、苏梗、当归、制蚕、角针、紫茸、米仁、泽泻、茄蒂、香菌脚。药后疡势高肿，散漫之势亦定。即于前方去芪皮、角针、香菌脚、茄子蒂，加连翘、银花藤、赤芍。一二剂，均脓泄肌敛，平复如常。余如疔疮初起，亦同一脓窠，更不宜服香窜攻散之品（易使毒陷昏变，俗名走黄）。惟疔宜寒凉，疽宜温通，斯大相悬殊处，至若治痈宜因势而变化之，初起僵硬宜温，渐次红肿宜凉。反是旨以治之，则危殆立见矣。

二十三

金业公所韩介眉君，绍一病者，持函来诊，谓其贫病交迫，嘱为尽力治之。望其形色虽不甚憔悴，惟疲惫不堪，询之知患对口疽。启视之，大骇，自脑至背，漫肿而硬，其坚如石。针刺刀割，既不痛楚，又无血液。上半身麻木强直，自觉如有重负。脉来沉细，舌苔白腻，面色㿠白，一派气血寒凝之象。问其曾服寒药，答曰："曾请疡科医治，谓为湿热深重，非大苦大寒，不足以荡涤之。"起病至今，四旬余矣。一诊之后，无力再医，乃至迁延。余曰："君疾不医尚可，医则愈误病机。"夫患疽之原，营气为湿热所阻，络气为之闭塞，非重剂温热不能使气血流通、腐化毒解。今以寒剂治之，是南辕而北辙，徒增其害耳，致毒气不能外泄，转乎内而伤筋伤络，散漫不已。故表面一若粗厚肌肉，殊不知内中痛苦，非可言喻也。因为处二方，一内服，一外熁。内用生芪皮、鹿角霜、全当归、制蚕、角针、茄蒂、菌脚、橘红、米仁、丝瓜络、泽泻，外用红花、王不留行、苏叶、当归、木瓜、木香煎汤热熁疮疡四围，及一切僵木处。复用红升、黑虎膏及敷冲和散，并以刀法划破死肌。阅数日后，头项渐能转动，揭膏视之，热气上冲，臭秽不堪。渐知痛楚，仍如前法治之。历十余日始得顽肌全消，腐肉化尽，得显露光红新肉。掺以八宝生肌散，贴以清凉膏，佐以培养气血药品，如党参、熟地、归身、川贝、白芍、料豆衣、茯神、盐半夏、川断、谷芽，遂以此法完功。治疽之不可用凉药，实为一定不易之旨也。

二十四

近邻顾某，以余尚好济人之急，谓其友年逾六旬，家有老妻，寡女寡媳，并两孙女，向业拍丝，忽患疝气，睾丸胀大，囊亦肿坠。彼以一家六口，嗷嗷待哺，故不愿停其业，仍逐日工作，忍痛强事，乃致睾囊巨大如升，仍然讳而不宣。孰知努力气坠，囊竟豁然开裂，血出如注，旋即晕倒。血出七昼夜，面无人色，四肢僵冷，舌苔光红，脉细如丝，不言不语，神昏迷睡，特来商治于余。余深悯其家贫如洗，病又险重，姑尽力救之。内服党参、生地、沙参、天冬、牡蛎、白芍、风斛、糯稻根须、丝瓜络（鸭血拌炒）、料豆衣，并于方后签字，俾其免费撮药。外用翠凤消坚，菜油调敷肿处，出血处用八宝生肌散、白膏药。如法调养半月，竟得原复工作。该病者感余至深，以活伊一人，则一家生命寓焉。余费数十元，亦云小惠，惟尽心力而为之，得有成效，于我心至足乐也。

二十五

外不劳形则身安，内无思想则心静。静则阴生，劳则阳张。是"静"之一字，实为养生却病之旨。有梁姓者来，欲求中医之摄生法。余曰："法分中西，理则一贯。"尝读《蒋氏调气篇》曰："天地虚空中皆气，人生虚空中皆气。故呼出浊气，身中之气也；吸入清气，天地之气也。人在气中，如鱼在水中，鱼腹中不得水出入即死，人腹中不得气出入亦死，其理一也。"然欲求吐浊纳清，气息调和，惟有从"静"字入手。气能生血，故气和血亦畅行，反是则必致病。《经》言："怒则气上，恐则气下，喜则气缓，悲则气消，惊则气乱，思则气结，劳则气耗，寒则气收，热则气泄。"彭祖曰："耳无所闻，目无所见，心无所思，如此则寒暑不能侵，蜂虿不能毒，恬惔无为，陶然自乐。"所谓造化吾手，宇宙我心，功莫能述也。设有人手足俱冷，姑令其瞑目息心，默生片刻，倏忽之间，四末自温。盖以静则气和，气和则血液流行，灌溉百脉，此乃天地自然之生理。奈人每舍近而求诸远也，有二人焉。一则无恚嗔之心，无思想之念，气和血融，肌理毛发润泽有余。所谓心无愧怍，体常舒泰，德之润身者然也。一则思其力之所不及，忧其智之所不能，心为形役，精神内摇，渥然丹者自为槁木，黟然黑者转为星星。是习静之功，大有益于气血运行生化之妙。原夫九气之病，除寒热为六淫之邪，宜慎护外，余者亦当随时辟去之，方合卫生之道。怒则以恕之解之，恐则以定识制之，喜则以戒儆戒之，悲则以空寂慰之，惊则以止观定之，思则以放逸散之，劳则以摄心养之。久久行之，安健胜常，宿疾得瘳，长生可望。

二十六

王枢密巷周氏，早寡，抚孤子至十八岁，辛苦备尝。忽于右腿胯结核，高肿巨大如瘤，能俯不能仰，伛偻而行，凡一切消散攻穿之剂，靡不遍尝，而外疡滋大之势与日俱进。其母忧之，乞诊于予。予曰："此非外因之症，全由阴虚肝亢而起，火盛生痰，络气为湿热痹阻。"宜令其善自珍爱，其母坚谓小儿禀性诚直，绝无外好。余乃默询其子，乃知为手淫所误。噫敲骨吸髓，莫此为甚。乃详为戒劝，冀其遵循。进以党参、生地、天冬、川贝、白芍、料豆衣、竹沥制半夏、橘络、丝瓜络、首乌藤、谷芽。外敷冲和、玉烛，以水红花子、王不留行、土贝、木瓜、苏叶、桑枝煎汤调敷药满揭之。越十余日，面色转活，饮食便溺俱能复常，伏核十去七八，俯仰亦得自然。康复历七阅月，卒以不能永断恶习，竟至药石无效而死。以英隽之质，而惑于诱言，致召丧身之祸，良可哀也。故余每于诊治少年子弟在十七八岁者，必以保身立命为戒，更复晓以利害。所谓身体发肤，受之父母，不敢毁伤之义，尽寓于此矣。

二十七

真风斛甘淡微寒，退热生津；西洋参苦寒微甘，清肺补阴。二味合和炖服，退虚热留恋，大有功也。范生寿萱之妹，病温邪症，以重表过甚，身如燔炭，鼻衄大作，神思疲惫，面色㿠黄。医均谓危病之后，阴伤火炎，难以复原。深恐转入怯途，又虑液涸动风。脉来细弦，少寐舌光，便行极艰，溲赤如血。即付以洋参、鳖甲、地骨、川贝、元参、知母、白芍、料豆衣、黑栀、紫贝、连翘、车前、芦根、糯稻根须。如法服八剂，其病若释，惟虚热迄不能解。即令服参斛汤，未及兼旬，即见神复肌和，一切如常。与在沪时所诊大昌当友张君达夫症相同，亦以虚热纠缠，服此二味而瘳。故余对于总总虚热之症，必令服之，每获奇效。

二十八

工欲善其事，必先利其器；医欲精其术，必先谙其法。内伤膏药厚贴，俾可药力雄厚，获效乃速；外疡膏药薄贴，须摊成菊花瓣式，揭时可不黏痛。近也西法外科手续贵在清洁，故中医对外疡贴膏亦宜各事变通。如湿热证沿皮碎腐作痒，可以黄柏末、苦参末、五倍子末，猪油调和，蘸在药水棉花上贴之甚效，即以此贴湿热痔亦可。推之一切皮肤症，均可按症情配药粉如上法用之。中西法之悬殊者，对于种种湿热证，西法必以水洗，而中法绝对不可，间或以油洗之。盖水能化开毒水，油则无有此弊，并可防其滋蔓难图。总之，中西科学各有长处，即各有短处。又如掺药着于新嫩肉上，不免痛楚，可先搨猪膏一层，再掺药末，宜少不宜多。良以腐肉初脱，余湿余热尚未能净，急于求功，完口太速，每致反复。妇孺性躁而好号哭者，遇其外疡欲溃时，切不可强为之开刀，以防气逆血注。凡挤脓无论痈与疽，落指宜由渐而重，逐次以指按下，起指亦宜如是，脓出既畅，病者亦免受多少痛苦。再配合药料，亦宜得中。敷药合和便了，掺药、喉药均要极细，粗则易痛，细则有功。

二十九

庆祥里陆年颐先生夫人，病缠年余，每更医药，必奏小效，一二剂后，病复如旧。乃致日久不愈，形瘦骨立，语音极低，咽间哽塞，吞吐不利，不可以风，风则必病。脉来细弦不和，或作喉痹治之，或谓将成劳怯，言人人殊，莫衷一是。陆君循其友之请，来邀余诊，云此病百药罔效，先生其有善法治之乎？及诊，乃知既非喉痹，又非劳怯，所谓梅核气者是也，当从平肝化痰镇逆入手。方用旋覆花、瓦楞粉、沉香屑、元参、白芍、料豆衣、盐半夏、海浮石、川贝、绿萼梅、谷芽等。三剂后稍瘥，加赭石。又三剂咽物较利，易以炒松生地、归身、白芍、竹沥制半夏、川贝、浮石、瓦楞粉、鸡金、沉香曲、绿萼梅诸味。至蛰藏之令，继以膏滋补方。冬去春来，体力转强，沉疴全却。是治病贵于审辨精微，明察病机，则不难迎刃而解。

三十

　　舅母来诊所，谓其嫂包氏患痓厥病廿余年矣，始得于产后，计约年发一次，继则每产一次，发病递勤。生育已近十胎，该病益增其剧矣，大便非二十余日不解。医者所立方味，大抵寒凉化痰，羚羊、钩勾①、竹沥之类。余因思久病无实，而昔之寒凉又无效果，乃投以养血平肝润肠之剂，佐以甘凉之味，如归身、生地、元参、鳖甲心、白芍、甘草、柏子仁、松子仁、石决明、磁石、丹皮、甘菊等。一药之后，厥病即由渐转稀。遂令服白马乳，每日一盂，不可间断。未及一月，其病全瘳。良以寒剂只可治其标，制其急，而不可达本通源。肝为藏血之脏，又号将军之官，失其所养则急，其主为筋，故病搐搦。得归身、生地、白芍、甘草等甘凉之味，则急者以缓。加以白马乳专清肝热，其乳汁又为血肉有情之品，滋其亢性，润其急迫，则冲逆之气自解。至于头晕耳鸣、纳少形瘦、大便难行、溲热、辄易烦躁甚至合目即厥，种种见证，无一非肝之过也，肝藏既平，诸恙悉瘥，亦其宜也。大概治血虚肝热之病，上

---

① 钩勾：又作钩钩，钩藤。

则宜清肝之热、养肝之阴，下则宜润其广肠、益其津液，则上逆之浮阳得降，下结之枯粪得泄。纵肝之暴，何恶之能为？

三十一

宁康里程君之夫人，由苏避难，卜居于此，忽患形寒喉痛，寓近喉医，即往诊之。医者作温毒痰热治之，两服寒凉，形寒加甚，喉又起腐，转而质之于余。乃以寒热计察之，热度高至一百零二度①，寒战不已，头痛喉痛，见其腐肉板木，欲咳不出，一派温邪不得外达之象。病家且坚欲用白虎汤法，余严为警告之："此乃热痰为寒邪所包，宜从透解入手，俟其表解化火，再用寒凉清化，未为晚也。若强泥忌表之说，致使外感之寒邪，与内蕴之痰热，交蒸于上，郁遏化火，则音闪腐变，指顾间事耳。"乃方用薄荷、牛蒡、蝉衣、赤芍、土贝、马勃、中白、莱卜子、石决明、金锁匙、枇杷叶、泽泻。一剂而表解热退，转方去薄荷，加桑叶。又诊，则去蝉衣、牛蒡，各事清化，即得安然无恙。故治病于因势利导之法，不可不知也。

---

① 一百零二度：为华氏度，约等于38.9摄氏度。

三十二

幼科虽内无七情之缠，而外感六淫之邪，与成人无异也。故其治法亦同，在表者散之，在里者化之。近也对于小儿疾病，往往以两可之见，姑以轻缓塞责，每致有失表留滞之嫌。葛君茂如之令媛，甫九龄，形寒身热，不饥不渴，咳嗽痰多，便闭溲少，盖温邪证也。儿科遽施以清解之味，如桑叶、牛蒡、赤芍、竹茹、连翘、莱卜子、山慈菇、芦根、枇杷叶等。继以病势转剧，复用川连、豆豉、牛蒡、黑栀、鲜石斛、芦根。迁延至十四日，陡然胸闷神昏，自言自笑，其乡人曹君急绍余诊。即令以纸捻燃火，靠近其肌肤摇动之，隐约间见红点密密。余曰此温毒痧子欲达不能之象。众讶之，佥谓既是痧子，岂有热经多日而不显布者耶？余不之闻，遂付以薄荷、蝉衣、前胡、牛蒡、枳壳、郁金、莱卜子、泽泻、枇杷叶等解之，并用牛蒡、苏叶、牙皂、菖蒲、紫菀、芫荽、莱卜子浓煎外焐胸膈。阅宿汗出痧透，神清气爽，转方略用清泄，即见安和。黄渡蒋君伯先，以其子女殇于疫痧者多矣，挈其子慰堂来诊，谓疫痧之后，连热不退，恐将涉怯。余细察其形容笑貌饮食一切，复检阅前诊各方，及验其舌根，叩其腹音，乃知为积滞蕴蒸，迄未通降，加以病后胃强脾弱，嗜食尤多，非导其宿垢，无以廓清其痰火积滞蕴蒸之热。因用青蒿、地骨皮、丹皮、枳壳、杏仁、川贝、青皮、楂炭、槟榔（磨冲）、全瓜蒌、泽泻、保和丸一剂，即下黑垢不少，热势旋亦和淡。倘于葛方而泥日多宜清，蒋方而拘病后宜补，则葛之昏变、蒋之涉怯，意中之事也。故不必以年幼质弱，过于疑虑，转误病机。谚谓"有病病当"[1]，良有以也。

三十三

肝系通于目，内郁肝热，外受风邪，则目易赤而痛。故治目疾初起，最忌寒凉，宜先散风热，再服清凉，反此而行，每致纠缠。粤西张士奇患目疾，经年不愈，来就诊。谓初起时，遂服大苦大寒之剂，何以至今不痊耶？余乃告其致病之由，本非抑遏所能建功也，令以菊叶打涂目眶，内服桑叶、蔓荆、赤芍、甘菊、密蒙花、谷精珠等味，间数日连服四五剂，如此者半年，目疾得瘥。乃令以桑叶、菊花代茶，并日服石斛夜光丸一钱半，渐次收功。

---

[1] 有病病当：语见《医学源流论·治病不必顾忌论》，意为辨证准确则药疗其病，不必过于顾虑药物的偏性。

三十四

游风症由于感受风毒而起，上下攻窜，流走无定，内则宜清散风热，外则药汤温煏之，否则风邪郁遏，沿皮起疱。杨家院子唐少起君之太夫人，于去春忽形寒壮热面浮，延医以风邪论治，未及效，而太夫人颇信丹方，满敷药粉，于是肿势益甚，热度转高，急而邀余，见其头部红肿巨大，一派风邪攻窜欲达之象。乃进以牛蒡、薄荷、赤芍、杏仁、土贝、蒺藜、制蚕、马勃、茅根、泽泻、板蓝根之属，外以桑叶、菊花煎汤洗之，连药数剂而愈。风性彪悍，抑遏非其计也。

三十五

陈君策轩，浙绍人也，供职于吴淞同济大学。其夫人产后少腹痛剧，延德医诊之，谓为瘀滞气凝，非经刀圭不可。陈君夫妇以此事生死攸关，未敢轻易举行，乃邀余诊。及至，呻吟之声远达户外，热度亦高，口作淡腻，时寒时热。询其瘀露，谓初时甚多。问其溲便，通降如常。言其痛处，上下无定，或左或右。余曰："此乃产虚血去过多，肝脉络阴器，络失所养，气化横肆，故少腹作痛至甚。当以养血为主，佐以和气助运，或可有济。"因以归身、白芍、杜仲、川断、乌药、香附、青皮、佛手、料豆衣、首乌藤付之，再以醋炒香附、木香等炒热焐之，甚效。复方加鸡金、沉香曲等疏运之品，不数剂，即得安和。此亦陈君审慎之功也。

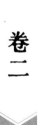

卷二

一

杨家院子成姓女，年十六岁，初时形寒身热，两手无力，延医服药，迄未得效。其舅略识医理，按其脉见歇止，曰是病者所大忌，乃嘱莅寓就诊，谓此人外貌虽好，脉数已变，请细察之。余切其脉，果如所言，重按良久，则尤为尽然。揆之诸证，必为痰食中阻以有形之物阻碍气化，故有时沉伏、宛如歇止，法宜从通降导滞入手。偕来者咸谓脉既如此，攻克之剂恐非所当，似宜进以补益。余力辟之，曰："六腑以通为补，证以舌根垢腻、胸闷便闭、两手酸痛，无一非中脘停滞积痰之症。补之适足增其病耳。"付以会皮、半夏、枳壳、青皮、槟榔、莱卜子、全瓜蒌（元明粉同打）一剂而宿垢畅下，并无自汗肢冷之虚波。翌晨诊之，脉转显达，两手亦能举动，继即疏运互进，原复如常。夫脉见歇止，尚非仅出于痰食病也。即妇人怀孕，亦间见斯脉，皆无妨碍。周慎斋脉法，凡杂病伤寒老人见歇止者，俱将愈之兆，惟吐而歇止者死。

二

浒墅关李右，患黄疸病，或呕或恶，面目尽黄，便溏夹血，状甚淹缠，意颇焦灼，欲求掘除病根，以其旅次不能久居，急需返里，请为拟一长方，因思证情大都由胃腑湿热熏蒸，浊气不下，上泛作恶，呕恶至甚，乃致汲引胆液，泄越上侵，发为面目尽黄。然究其致病根源，良以脾土运化失职，便溏便血，皆其见端也。今病匝月矣，而治疸之法，有谓疸久不愈则补脾。爰师其意，于当归白术汤中佐以渗湿法。乃用当归、白术皮、茯苓、白芍、米仁、沉香曲、会皮、半夏、杜仲、川断、车前、泽泻等味研末，再以石斛、冬瓜皮、藕节炭、谷芽煎汤去渣，泛上末药为丸，嘱其每日用开水送吞三钱，未及一料，疸病全愈。

三

吴午楼先生，脘痛多年，医药不效，特来诊治。原肝主藏血，血燥则肝急，急则诸恙丛生，如膜胀胸满、肋痛腰胀，无一非刚性难驯之象，甚致反侮于土，而致运化不及，浊气填塞，撑胀加厉，治之者每拘于下之则胀已之法，病此者致蒙旋泻旋胀，真气受戕之害。夫肝阴之不足，必得真水以滋之、血液以濡之，务随其条畅之性，则郁者舒矣。而滋肝即所以扶土，土旺则运健而胀安。至若处方之权衡，尤贵燥土而无烁于阴。补阴而无滞于气，久病必清其源，爰为拟膏滋方。用党参、二地、元参、鳖甲、阿胶、于术、山药、茯苓、归身、白芍、玉竹、橘白、半夏、橡皮、沉香曲、乌药、石斛熬膏，逐日化服，后挈其子小楼来诊，且曰："余之脘疾，不复发者久矣。"

四

益寿里刘干卿先生，全家老幼每病辄来医治，客秋莅寓，谓病羁于苏者久矣。见其形丰色润，绝非久病之象。按其脉右关郁结不畅，舌苔垢腻而厚，并云初患痢疾，屡用西医灌肠法导下宿垢不少，刻下躯体甚觉上重下轻，两腿酸软无力，此病补则上焦痰浊未化，攻则病久体乏，究其久久迁延之原，实以前医专力通腑，而置上焦痰浊、胃中蕴积于不顾，乃致失其脏腑气化彻上彻下之妙用，姑与调气消滞化痰之剂，如橘白、半夏、乌药、青皮、楂炭、槟榔尖、赤苓、泽泻等味。渐觉上部壅实之势转而下趋，舌苔较清，形肉亦瘦，纳食渐醒。本此方旨，调治匝月，乃转用益阴助运之药：党参、归身、生地、天冬、川贝、白芍、鸡金、沉香曲、川断、谷芽、茯苓、车前，不数剂即得康复。盖治痢大要，以喻嘉言先生法最为妥善，就其外解内调之旨，尽属分泄邪道、不使交并为患之意。

五

嘉定秦佐霖姻兄患穿腮牙痈年余，坚硬如石，肿势巨大，面部如结一瘤，平素嗜酒无量。或劝以西法剖割，或告以铃医可治，均以痛不可耐中止。后经李姻伯橘农廉访，召余为其诊治，病势正在凶险，形寒壮热，头痛如劈，牙关拘紧，启闭不利，痰声辘辘，急用平肝泄风、化痰通络法：牛蒡、蒺藜、赤芍、石决、土贝、制蚕、马勃、丝瓜络、泽泻煎服。外用冲和散满敷，并以王不留行、落得打、当归、木瓜、僵蚕、土贝、红花煎焗。如法治之，里牙龈起一脓窠，溃脓碗许。复方去牛蒡、蒺藜，加当归，仍内外兼治，约经半月，即于牙龈溃处钳出朽骨不少，由是渐见平复完口。证属阳明酒毒积聚，痰浊蕴蒸，加以外感风邪，牙龈时溃时敛，病者又怠惰性成，不善洗涤，乃致瘀脓久储，积聚成骨，今得血气融和，脓消肉活，故败骨自出也。

六

汤家巷陈荣庆君，眼镜商也。其子初生廿四朝，忽壮热下利，次数无度，势难援手。陈君坚邀余往诊，因思初生弱质，用药不易尽善，姑备方用苏梗一钱，赤芍三钱，车前三钱，煎汤磨乌药、木香各三分，分次徐服，入夜即安，良以气和则肠气畅通，不致湿热凝滞也。

七

活人之术，只须神验，不在烦简。谚云："单方一味，欺死名医。"询不诬也。原其立方之旨，俱有深意存焉。后之采用古方，不揣其意，往往药不对症，小者不效，大者枝节横生，岂方之过欤？余曾经验数方，特录以济世。如头痛属风邪者，用川芎茶调散二钱，桑叶二两煎焗。喉风颈外动脉贴斑毛膏吊泡泄毒。中宫痰气痹阻用紫菀、牙皂、苏叶、牛蒡、莱卜子煎汤热焗胸次。虚阳升，吃瘦猪肉煮枸杞叶汤。产后咳用蔗皮、海蜇、川贝浓煎，冰糖收膏。痧后咳嗽用向日葵心、冰糖煎汤。小儿肺风痰喘吃麻雀煨汤。鼻衄不止，以有乳之乳向鼻孔直挤，并可用黑山栀末塞入。脘肋气痛，用西药房松节油滴少许于热布上熨痛处。食积腹痛用莱卜、生姜同打去汁，加香附，用酒炒，热布包熨之。妇人瘀积腹痛则用桃仁、香附酒炒熨腹。休息痢，吃盐橄榄汤。湿热便痢，啜赤豆粥。腰痛，吃杜仲腰子汤。骨节痛，用冯了性药酒温擦。湿热腿肿，用防己冬瓜皮煎洗，或用麸皮煎汤，入白糖少许，频饮，半月全消。疝气，以代代花子煎服，用苏叶、香附煎熨。干脚气，以柚子皮、福珍酒煎洗。散外疡，用乳香、没药、当归、红花、王不留、落得打、延胡索，水酒各半煎熨。又如真菜油服之，可止吐血；香附、莱卜子醋炒热熨，流走痰块；玉真散敷跌打损伤，菜油调银珠搽小儿赤游，红白蜡烛油搽红白游，再辟瘟丹亦治脘腹气痛。方均神验。

八

若要小儿安，常带三分饥与寒，盖饱则易伤肠胃，热则易致痰厥。便青，溲如泔水，不饥，肠胃病也。痰声如拽锯，肢瘛目窜，惊厥象也。牙龈起横白线，肛门作痒，大便时溏时干，寐中戛齿，皆因痰湿蕴蒸而有虫积也。寐醒迎风，音闪咳逆，痰多气升，皆因过暖而致疾病也。以有孕之乳哺儿，足令伤脾泄泻。断乳忌食香燥物，免酿虫患。忌食水果，免腹胀便泄。尤宜戒摸乳，盖恐因过思涉怯也。谚云"小儿尿多无病"，未尽然也。夏日小儿往往烦躁不已，大渴引饮，小溲清长而多，无论有无肌热，俱宜泄热解暑。此属阳明经热，最伤阴气，切不可再用通利之剂。又小儿服通利药后，小便仍然不解，当察其阴部有无红热肿胀等候，防其湿热下移也。大概小儿病在表宜透解，非有实热见象，不可轻用凉药，防其或发痧疹也；在里宜疏运而消导之，不可过于攻克，盖小儿脏腑娇嫩也。如目润多嚏，寒热时轻时重，咳不利，是为欲出痧子也，及至额面、手足心、臀尖均得布现，即为发齐之证。

九

妇科调经首重治带。带下则气陷，故每见少腹支急。酸入腿骨内侧，其色泽亦多不一，大概黄而气秽者属湿热，宜补益之中佐以化湿；白而亮者近乎精，宜专事补益。带少则信期准，盖气和血亦和，所谓气为血配，血因气行。又曰通则不痛，不通则痛。再于经前经后须戒食酸辣生冷，防其气血失和也。至若有孕之见证亦复不少，如恶心、嗜食、恶食、泛酸水、神倦、并无寒热而脉滑数及神门穴跳动；又于三个月后，乳房与乳头由渐起黑紫晕，此乃胎气宣发之征，并由渐膨大，该晕必待产育后渐次退去（故物色乳母者，即可由乳头色泽鉴别其产期远近）。诊新产妇人当先审其少腹痛与不痛，以征恶露之有无（最防瘀积气血凝滞转成小肠痈）。次审大便通与不通，以征津液之盛衰。再审乳汁行与不行与夫饮食多少，以征胃气之充馁。大概产后三朝，每有寒热蒸乳，寒热后乳汁大行，此胃气孚化之证。虽有余病，必无他虑，如无寒热而乳汁充然，血气本旺也。若不寒热亦无乳汁，此营卫不调，纵无所苦，急宜以养血药与之，否则弥月后渐见寒热骨蒸而为蓐劳之患矣。产后忌盐，盐能克血也。产后宜温，温养所虚也。

十

寓苏谭筱竹君，肺脏本热，加以肾虚过甚，乃致元海无根，气机塞逆，咳呛不已，迭进三才贞元加减法，乃得气平喘定。然每发必始为鼻塞，继则咳嗽，非鼻气畅通，咳不得愈。盖咳不离乎肺，肺有二窍，一在鼻，一在喉，喉窍常闭，鼻窍常开。鼻窍宜开不宜闭，喉窍宜闭不宜开。

今鼻塞不通，则喉窍将起而为患。爰嘱其每遇鼻塞欲咳，急以纸捻蘸卧龙丹取嚏，嚏后则畅吐痰浊而平。

十一

宋仙洲巷汪竹甫先生之媛，早失所恃，抑郁成疾，渐次纳少，几至辟谷。至廿余岁，形色如常，月事时下，惟语音低微，不轻发言，侍老父，抚弱弟，倍常周密。粥汤一盂，能济一昼夜之饥渴。初来诊视，其父谓伊大便三年曾通一次，小溲亦四阅月不解矣。闻之不禁为之解颐，医药俱遍，迄未得加餐之效，咸谓心、肝、脾三经为病。某年值大节，忽患形寒壮热鼻闪[1]，其族中叔麟君绍余诊之。察该症实属外感之邪，缘其体质素弱，即与轻化。孰意翌晨形色大变，竟有垂危之象。遂付以沙参、天冬、元参、川贝、牡蛎、白芍等味，一剂而愈。良由纳谷式微，气血生化，本亦艰难。故对于此类病症，当自其变者而观之，未可以常理论也。近闻其父已殁，伊仍存在，惟纤微不食矣，亦奇事也。

---

[1] 闪：据文意，疑为煽之误。

十二

孙真人言:"临病所,问所便,相机应变之法尽含括之。"医者心术纯正为第一,勿作耸听之词,勿为眩奇之谋。攻人之短,当思自身未必胜人;扬人之过,更念思虑或有不及。虚心静气,按病立方,毋轻于诱卸,毋昧于宅心,毋强执成见,毋视过其实,宜由浅入深,由表入里,循序渐进,庶或济之。所谓心诚求之,虽不中不远矣。

十三

药商王姓,秉性诚实,束身自好。一日于茶楼集众商议货价,比归家,两目奇痛,百法无效。及诊视之,乃知在茶楼手巾上沾染梅毒浊,但睛珠已成蟹眼,其势难愈。于此可知于公共所在,无论杯巾坐位均宜审察,否则为祸至烈也。故无分男女,因湿毒而致带浊者,两手宜时时洗涤,既防由手入目,更免转害他人,且目珠一染此毒,为祸之速莫可言喻。

十四

唐君省之之太夫人，年六旬余，患上搭疽。王君祥熙之太夫人亦六旬余，患对口疽。均属肿平软慢脓稀，为疮家恶候，且俱见纳少肢麻、神疲倦语等象。余以病者年高体乏，深恐正不胜病辞之，病者坚欲余诊，乃勉为之立方：苏梗三钱，制蚕三钱，角针一钱，芪皮四钱，当归三钱，赤芍三钱，米仁四钱，橘皮一钱，半夏三钱，茄蒂钱半，菌脚钱半。三剂之后，始转肿起坚硬脓稠，复以冲和散敷之及黑虎膏贴之。又以恶苦不愿服药，乃专事外法，并用红花、当归、苏叶、木瓜煼之，未及半月，即得腐脱完口。

十五

下塘生万昌帽铺主，陆姓之子，年七龄，感时疠，出痧子，以食凉果，未能尽透，乃致毒郁阳明，舌红唇黑，龈腐，前医尚欲专以荆、豉之属付之，其邻顾君来绍余诊。见病者躁扰不已，甚至自咬其唇指，大渴引饮。余谓毒焰已炽，若再表散，犹火之得风，徒使鸱张耳。为急救之计，宜上清肺胃，下通痰滞，俾釜底抽薪，庶化险为夷。

乃进以石膏、花粉、知母、金斛^①、丹皮、山栀、银花、连翘、中白、紫贝、滑石、芦根、竹沥，并用枇杷叶代茶。外用桐油调杉木炭及余所配之吹药，间敷唇龈腐处，每敷药前，以米泔水煎川柏、野蔷薇瓣洗口。如法治之，尚不能抑其火威，更令磨犀角服之，经七日始见热退身安。再历七日即奏全功，惟唇缺一角，不能完好如初，此走马牙疳症也。大抵牙疳病程，可分三期，始则口气，继则出血，遂至牙车腐烂，甚者唇穿及齿落骨出则在不治之列。平常牙疳来势至缓，倘因病毒而起，则瞬息千变。故遇此种牙疳，急宜早图，否则噬脐莫及也。

十六

汤家巷何筱晨之子，壮热起于房劳纳凉之后，其母邀余诊，谓其子病阴证寒热，状甚危急，非服桂、附不可为功。余不然其说，伊颇争之，乃为解释曰："病人并无恶寒、倦卧、唇青、肢冷、舌卷、囊缩等象，可见寒邪未尝直中三阴，而肢冷形寒，邪尚在表，似宜从辛散解表为法，且既经房后阴伤，再进温热之剂，是重杀其阴耳。"乃与荆

---

① 金斛：金石斛。下同。

芥、薄荷、牛蒡、蔓荆、半夏、青皮、六曲、楂炭、泽泻、桑枝等嘱内服之。彼仍犹豫不定，又曰："温热既不能内服，可否施之外熰乎？"爰嘱其用葱头、姜片炒热熰少腹，以解其疑，药后寒热渐轻。洄溪[①]曰："病者遇此，亦自谓其阴证，不问其现证如何，诚哉是言！"

十七

今之病者，偶患吐血，辄自谓虚痨，每固要医者，付以阴凝之剂。医士亦竟有循其请者，卒至神萎气馁、怯寒便溏等症。嗟乎！本未涉怯，特酿成之耳。原肺为清净之腑，所以输精气于脏腑者也，故肺气旺则脏腑之气皆旺。今肺尽为痰浊胶黏，失输布妙用，脏腑日以枯竭，遂成其真劳不治之症矣。故余治失血后，始则必从清肺化痰入手，继则润肺清养，俟其呼吸畅达，气宇舒适，乃于立中法内，佐以养阴润肺，甚见奇效。良以气充则神旺，而气又能生血，故为血后防痨之计，宜清肺益阴以治其标，补气立中

---

① 洄溪：指清代医家徐大椿，字灵胎，号洄溪。"病者遇此，亦自谓其阴证，不问其现证如何，诚哉是言！"语出《医学源流论·卷上·病·肾虚非阴证论》。

以治其本。至若欲证明是否怯症，当以其有无咳嗽为断。盖以日嗽夜嗽，肾中元气必致震荡不宁，纵不再失血，亦将成痨。夫肾为先天之本，本病枝叶从焉，常人而欲防痨，当以慎房帏、节饮食、调寒暖为要。良以精、气、神为人身三宝，经言"阴平阳秘，精神乃治"。

十八

马大箓巷阚厚生兄，幼时在沪充任学徒，染湿疮，防其散漫，乃用含有硫轻质疮药敷之，渐愈十之六七。忽致遍体浮肿，溲便闭塞，形寒壮热，腰圆腹大，睾囊肿亮，气急咳逆，不能安卧。其舅陆姓与其母偕其同来诊治，谓其充任学徒时，不善护养，风寒积受，冒雨往来，又伏湿热。于其病旨，在表者汗之，在里者利之，则不仅湿去而表邪亦解。病已如此现象，不事分解，一味抑遏，无怪其腠理闭塞，昼夜烦闷，风寒包于外，湿滞困于内，喘塞变端，意中事也。药用苏叶、紫菀、杏仁、莱卜子、防己、五加皮、米仁、半夏、车前、泽泻、麦柴、蟋蟀干、川牛膝、赭石等味内服之；外用河败草三两，麻黄五钱，苏叶四钱，冬瓜皮二两，水姜皮三钱煎汤焗之。内外并治之，后肿势下趋，气急较平，五六剂诸恙均安，惟囊肿欲裂。转方改用桑皮、冬瓜皮、茯苓皮、泽泻、车前、猪苓、防己、五加皮、水姜皮、牛膝、蟋蟀干，煆方同前。另服单方，用湿草纸包皮蛋火煨之，每日食一枚，三日后囊肿全消。继以健脾化湿之剂，如资生丸、橘白、宋半夏①、米仁、鸡金、川断、车前、谷芽等。故凡一切疮疾，均戒用轻粉、水银、硫黄等药强为抑遏，转使湿毒无外泄之路酿成疮鼓。体力强健者尚可补救，中虚者其祸不堪设想矣。

十九

苏垣宝林寺前龙坤元君，沪埠永庆当执事朱松甫君，苏车站黄泽民夫人，先后患鼻衄甚剧。龙君起于热症初愈，朱君患于烦劳之后，黄氏以妊娠冒暑而得。初时俱以西药之药针、中药之寒剂治之，而迄未稍瘥。及为诊察，一为温热烁阴，一为烦劳阳张，一则溽暑亢阳，均以益阴潜阳

---

① 宋半夏：一种特殊炮制的半夏。将药汁拌入制半夏，使其均匀吸尽，干燥。据2008年《上海市中药饮片炮制规范》记载，药汁采用陈皮、紫苏子、青礞石、五味子、天花粉、白前及枇杷叶煎取。曹老用之乃取其燥、热之性较法半夏、姜半夏弱。

之剂付之，如生地、石决明、黑栀、元参、白芍、料豆衣、知母、泽泻、芦根、蚕豆花露，不数剂，皆得衄止，惟卧始安，动则复作。因思劳则阳升血溢，得阴则自愈。今之尚不能尽净者，以其溢血之管碎而未敛故也，嘱用石榴白皮、明矾、黑栀共研细末，以棉花先蘸水后沾药末深塞鼻孔，甚验甚验。故于医术宜物质理想并重，定可获益不浅也。

二十

永年里沈忆椿君，素有痰咳疾，疾作必来诊，每诊必立愈。某岁复发，其戚绍以皖医，重表不足，继以针砭，一时喘咳之险，实所仅见。其夫人怆惶来寓云："此番弄糟了。"以急诊为请。余曰："忆翁之病知之素矣，彼乃肺热痰厚，痰利则喘平，痰堵则喘剧。只须清泄肺气，流畅痰浊，则不难迎刃而解。"盖肺主皮毛，又为清净之腑，今为痰气壅塞，故气化失其自然，而致鼻塞额热。误用伤寒重表之法，厚痰益见胶韧，艰咯引动气急，加之气弱之躯，更觉无力运行。付以桑叶、枇杷露、白前、紫菀、杏仁、象贝、冬瓜子、竹茹、橘红、通草、茅根、瓜蒌，一剂而咽润痰活，略事清养，即得全愈，亦轻可去实之意也。

二十一

桃花坞江姓女，始以耳内作痒，用针挖伤出水，此乃肝火湿热借端发泄也。渠即以西药掺入敛之，反致痛如抽掣，腮外尽肿，甚至牙关拘紧，启闭不利，加以耳门外曾为滋水浸润，皮破冒风，耳下又起伏核，痛楚异常，引起形寒身热。其母以风痰疑之，观此层波叠浪，颇形忧虑。余曰："症虽多端，病出一途，只须用化湿清热之旨，分头治之，便可霍然。"耳内用皮纸卷翠琥散封没一头塞之，以吸毒水，旋湿旋换。外以桑叶苏叶汤熘之，抽痛遂止。耳外碎处用棉花蘸油擦净，以上末药调油擦之，不数日完功。医者负有御灾捍患之责，当随时指示先机。如内症中妇人带多如注，宜调治以防血崩；肥儿熟睡初醒，号哭不已，不可迎风，以防肺风痰喘；肥人巨擘发麻，宜慎养以防中风；头痛抽筋及目，宜平肝以防目损；外科中如沿皮碎腐，宜避风以防作肿；患疔宜慎养忌荤，防毒散及起红丝；湿疮宜禁水洗以防滋蔓；初起脓瘰禁指甲抓扒，以防酿毒；足不利于行，宜安坐，防起胯核。此不过举其常者约略言之，凡病必有先机，医者知之，病者往往不谙也。故宜预告之，俾防患于未然，遏其源源，不受痛苦。医为仁者之术，于此可不慎乎？

二十二

疝之病受于厥阴，而源于任脉。肝脉环阴器而入少腹，任脉同足厥阴并行腹里。故男子内结七疝之症，未有不系于肝、任二脉也，昔人论之详矣。然余于沪上所诊之郑海翔君，彼自谓疝气，少腹并不胀滞，睾囊亦未肿坠，惟自觉睾丸下落，似酸似痛，不可言喻。病前既无醉酒房劳，亦未狂奔急走，治以疏和之法。用苏梗、香附、川楝、乌药、青皮、橘核、荔核、丝瓜络、米仁、两头尖、路路通、小茴香等，并用苏叶、川楝、延胡、香附酒炒焅之，数剂后绝无应响。据云伊向无此患，因询以君之疾莫非起于便艰努力之后乎？前药无效，姑于焅药内加升麻五钱，一宿病势十愈六七。盖升麻轻宣足升滞气于至阴之分，再佐诸辛温之品，气散血行，血气融合，其病自瘥。故治病之旨，以能见病治病为务，处方尤以能运用心灵为贵，竭其诚，明其机，其得之矣，未可拘执成见也。

二十三

天丰恒银楼韩介眉君太夫人，八旬余，患噤口痢，上则杳不思食，下则痢下粉糜，历经两旬，次数始由多而少。继转小溲不通，少腹胀急，高年气阴交竭，加以病久牵缠，舌苔光红，沉默昏睡。某君曾付以通利之剂，一无成效。因思小溲点滴不出，必以久病体乏，肾气不能行于膀胱，若仅治膀胱，徒作头痛医头之计耳。故不必治小肠，而专治肾。肾气开，小肠亦开。所谓补肾气，小便自行也。方用炒松熟地、石莲肉、车前、泽泻、天冬、五味、党参、白果肉。另用肉桂三分，黄米饭糊丸，吞服。药服一剂，痢转淡黄，小溲通利。复方去肉桂丸，四五日后，遂转清养之味。

二十四

大概治目疾之药，宜宗轻清上浮之旨，重剂则折而下矣。祛风热、退目赤、止头胀，则用桑叶、丹皮、黄菊、蔓荆子、赤芍、密蒙花、夜明砂、谷精珠、车前，火甚再加酒连、酒芩，所用分量，轻药不过七分，重药不过一钱，用之极验。较大斧牛刀，功力未可比拟也，屡试屡验。

二十五

玉真散治一切闪挫及跌打损伤，固有奇功。然用以调敷流注瘫痪，亦大有殊效。苏州萃英中学陈子初君之妹，患鹤膝流注，外敷此药，内服雷氏六神丸，不旬日肿消痛止，步履如常。桃花坞陈姓，患风瘫疾，不起床者已两年余，历节疼痛，针砭互施，迄未获效。乃嘱其将玉真散用冯了性酒调搨，旋搨旋愈，逐节医治。内服归身、川断、杜仲、牛膝、豨莶、木瓜、秦艽、桑枝、毛脊、萆薢、米仁、泽泻等，未及两月即策杖来舍，喜形于色，盖亦中心悦服之所致也。中药本甚灵验，惜乎近世不精加研究，自贻故步自封之讥。

二十六

齿衄有阳明、少阴之别，属阳明者必便闭、口气、牙龈肿痛，属少阴者惟齿浮无力、不甚肿痛。在阳明者宜清热平肝，在少阴者宜益肝泄热。为急救法，可将竹茹醋浸，填塞牙槽，甚验。又可用豆腐渣坎塞，并可用石榴皮、川柏、土贝、黄菊、野蔷薇瓣、米泔水煎汤，频频漱口。此外，仍宜按病情立方内服，庶为探本穷源之治。

二十七

粤东邓石君之子，每头痛发热，必呕吐痰涎，舌苔垢腻，得透表化痰消食之剂，三日内必汗解，再下即安。若逢其私自先服泻剂，则汗出微微，热势淹缠。盖以腑气早通，则表剂升散之力不足以胜其任。推之一切欲求外达外布之症，俱不宜早下。然于疫症又不可泥为一例也，偶有因其自泻而邪得分泄之路者。张子和汗、吐、下三法：凡风寒上受，汗而出之；痰食在膈或脘，涌而出之；在下则泄而出之。无一非就近分泄，勿使交结为患，意至深也。

二十八

洞庭东山叶姓，年七十余，早年乳伏一核，逐渐滋大。商之疡医，先后服六神丸、小金丹等，均不获效。始则坚中带软，继则顶色现红，溃处见血，硬处似石。疮口既深且大，遇盛怒或懊伤则血溢如注，平时只浸润不敛，随其情志而见轻重。乳岩本肝郁症也，总由营阴素亏，心肝不潜，非寻常外疡理治之法所可奏功。因令常服潞党参、熟地黄、归身、白芍、洋参、天冬、川贝、橘络、石斛、茯神、合欢皮、夜交藤、料豆衣、糯稻根须，外用白膏药、八宝生肌散和珠粉掺之，强为图维，历延七载，溃口得收至如银杏大，后以感受时疡而终。

二十九

有沈某者，南浔一丝商也，行素方正，偶以酒后失足花丛，致染梅毒，深以误入歧途为憾。乃叠请疡医用峻剂通药，泻经七阅月，渐至视物目花。犹疑毒未去尽，复嘱成章丝号之友延余诊治。自谓睹物昏花，当为毒火上冒之象，请以重剂治之。即按其脉弦而无力，望其色㿠白无华，察其神强自振作，因书一三寸见方大字，持向病人，由远而近，令其阅之。伊谓远则模糊，渐近则渐觉清楚，并设灯一盏，隐灯蕊，露光芒，使视之，亦不见目痛。今两试之，我知其为肾虚无疑。水不充满，故艰于远视，阴少上输，故羞见灯蕊。即令其服熟地炭、山萸肉、怀山药、菟丝子、沙苑子、丹皮、甘菊、磁朱丸、五味子等，逐剂见效。彼仍信疑参半，后以年事返浔，其戚绍以眼科医士，因询其病起何时日，答为已久，服药亦多，并出示各方。医士即检余方，谓之曰："此方可重剂服之，自冬徂春，尊眼定可原复，不必疑虑。"遂连服三月，不仅目明，体亦转健。故年少者，当努力春华、及时奋发，俾不致逸淫忘善、毁誉伤身也。

三十

龙虎丹治痰阻胸膈，发为癫狂，药力虽云过峻，见功确属敏奇。时人每以中有砒石大毒，未敢轻用，然只须体实病实，服后非大吐即大泻。倘于虚体，上吐易于气升昏厥，下泻则更恐中气不支。故宜守定两"实"字，非徒无损，其病必释然无余。宜兴陈干卿君有两女，为方生孜安之姨表姊妹，先后患癫狂疾，百药罔效，遂买棹来苏，就诊于余，均于方剂外另服此丹而愈。按获效之神，似较白金、金箔镇心、礞石滚痰、虎睛①等丸，功效悬殊天壤。惟药后仍宜清积痰、醒脾运、平肝木种种善后之策，万不可缺，并禁荤腻。大概去病务速，勿使日久体乏，逮其正元已耗，补则积病未去，攻则体已羸弱，进退维谷，徒唤奈何而已。

---

① 虎睛：具有镇惊作用，现虎为保护动物，禁用。

三十一

中风症有真、类之分，邪气贼风所中为真，痰火实气所发者为类。救治之法，不外分其虚实以应其变。虚者必现目合口开、遗尿、自汗等象，宜于固脱之中佐以平肝化痰息风；实者必见口噤目张、两手紧握诸状，宜于攻泄之中佐以平肝化痰息风。《经》云"风气通于肝"，故无论外感之风与内生之风，往往相为感召，是平肝一法于中风症万不可少者也。西人谓脑升血晕跌而血管震裂者于法不治，证之血随气升、阳升昏厥之义亦相通也。为急救法，速令取嚏，初起总以得嚏为吉。有宫姓者年五旬余，陡然目合口开、自汗。得嚏后，即付以洋参、橘白、竹沥、胆星、半夏、浮石、石决明、钩勾、天麻、茯神、制蚕、首乌、石斛。另以吉林参七分，橘红一钱炖汤徐服，越宿即安。又有徐右，年四旬余，借端震怒，骤见目窜，口噤痰嘶。得嚏后，即付以玉枢丹三分，橘红汤调服，再以羚羊角、桑叶、丹皮、石决、磁石、甘菊、胆星、半夏、竹黄、桑枝、泽泻、全瓜蒌（用淡姜汁炒）煎服。翌日粪下如败酱而瘥。

三十二

陈姓者鲁人也，妊娠七月，即育一儿，解颅、鸡胸、龟背，一望而知为先天不足。初生时几濒于危，幸其舅氏急以温药扶助而安。以后每有疾病，必经舅氏诊治之，所服不外辛温温补。勉延三龄，复有不适，其舅仍以前法调治，以致齿龃唇碎、舌绛口燥、狂躁不宁。余谓弱质三龄，温补亦三载，以积久药力合先天化育之真精，似觉生化有资，设再有疾，当变计治之。其舅固守旧旨，不数月即现形瘦身热、肌肤甲错，卒至阴不敌阳而死。《经》云："独阴不生，独阳不长。"失其阴阳相维妙用，宜其败也。

三十三

喉腐而身现丹痧，比户皆然。朝发夕死者，疫疬喉症也。平常喉症，风多者肿，热多者红。热炽则起腐，温邪喉症也。喉关高突如梅，或双或单，为风痰乳蛾也。红瘰密密，入夜干哽，阴虚内热也。以上诸症、疫症治法，不能悬拟，余如感受风寒者透泄之，夹杂痰热者导下之，属阴虚者则专力补阴，勿涉香燥为佳。

三十四

凡诊便血，须别辨清楚，极易与痔血相混。而便血又有粪前、粪后或和血而下之分。至若痔血必经登厕努力，痔管暴裂，血乘隙射出，其细如线，其状如喷。然二症之源，复有虚实湿热之别，则当于脉象、血色分之。

三十五

紫粉弄李福山之甥女，归宁父母，忽形寒壮热，头痛如劈。其舅绍一西医，头部用冰罩法，腹部用热汤熨，谓病情重要，名脑膜炎。始则神志清楚，渐至狂躁不宁，糊语直喊，弃衣登高，其力之大，虽臧获辈莫能制之。病已五日，忽深夜叩门，急邀余诊治，并谓君之用药，素信实在，请急以石膏重剂拯之。余云："用药方针，诊后再定。"及闻其语音之响，察其神色之暴，脉搏沉郁，舌苔白腻，一派体实病实欲达不得之象，断不能迎合尊意遽用凉药。欲停西药，则其友强执不能。并服中药，则恐有药力相反之处。为一时权宜之计，令其中西药石一律暂停，及头上之冰罩、腹部之热水亦撤去不用，专以热烧酒和飞面滚擦胸部。翌晨神志较清，狂躁略定。即令用牛黄清心丸一粒，分两次服，并以牛蒡、蒺藜、紫菀、杏仁、象贝、枳壳、郁金、干菖蒲、莱卜子、紫贝、连翘、车前、泽泻、枇杷叶等付之。药后神识大清，热度大减。复诊又值经至，乃用荆芥、蒺藜、赤芍、杏仁、象贝、枳壳、丹参、延胡索、茺蔚、泽泻、枇杷叶，连服两剂，诸恙安和。病者忽私食粽子两枚，又致壮热，腹痛如绞，乃用苏梗、牛蒡、赤芍、蒺藜、象贝、半夏、青皮、槟榔、莱卜子、赤苓、泽泻，连服数剂，宿垢畅下，热亦和淡。忽又邀余诊，谓前为西医烫伤腹肌，巨腐成片，痛不可言，辗转床褥。良以重病之后，经此剧痛，阴液大伤，外用白膏药、生肌散，内服鲜金斛、桑叶、丹皮、银花、连翘、土贝、石决明、茯神、通草、芦根，旬余日始得完口。原此病之肇端，温邪郁遏，痰滞交阻，在初起时可从透表导滞而解。彼仅以头痛过甚，目为脑膜炎，强以冰块抑遏，乃致邪不外泄而酿成巨变。幸青年正气充足，尚能胜任耳。

三十六

有声无痰曰"咳"，有痰无声曰"嗽"，有声有痰曰"咳嗽"。其为病也，有内外之别，外因风、寒、暑、湿、燥、火，内因七情、饥饱、劳伤，固当就其病因而分治之。然诸咳皆能动气上逆，洄溪有言："日嗽夜嗽，必致震荡不宁。故于治咳各法之外，当略佐轻灵平气之味，如白前、蛤壳、旋覆花等，每见奇功。"①进言之白石英、苏子、青铅，亦可分其虚实酌夺用之。曾治常熟邵君，始为风寒作咳，凡一切解表化痰畅肺之味，备尝之矣。咳经九旬余，不能全痊，至为困惫。即于方中加白前一味，而咳顿止。可见方之验与不验，亦在纤微间耳，可不审乎？

三十七

　　邓君之夫人肋痛，气逆撑攻。曾经某医付以旋覆花、赭石、瓦楞、左金丸、橘白、半夏、鸡金、佛手、绿梅瓣、谷芽，煎药一盂，其夫促伊速服，遂一气饮尽。讵知药甫下咽，胸腹即饱胀如鼓，痛剧致厥。金谓药不对症，邀余往。及诊不为处方，惟告以此乃服药过猛，痰气骤经压迫所致，稍缓得矢气便愈，并嘱其嗣后凡服降气之药，宜宗多顿少吃之法。遂依法仍服前方，毫无苦楚，此乃

---

① 出自《医学源流论·卷上·病·吐血不死咳嗽必死论》。

医者所宜预告者也。余如润肺、利溲、导滞、助运诸剂，俱宜分次缓服。又如眼科药宜食后服，通便药宜食前服，表药宜少煎，补药宜久煎，疟药须于病前服之。斯于医者药力，病情出入攸关，非浅也。

三十八

臁疮一症，宜用棉花蘸油揩拭，万不可用水洗涤。此乃湿热下注，患之者男子易愈，妇女则完口较难，往往于月经来时，溃口复行见大。又有梅核流注，拱窜不已，宜慎之，虽不易溃，溃则极难收功。其病因与臁疮同，治法亦不外清营、化湿、通络之旨。余处白膏药、生肌散，用之颇有神效。

三十九

人参产辽东宁古台，得天地钟毓之气独厚。培补之功，固足生死而肉白骨也。奈生之者寡，食之者众。凡足迹可到之处，靡不采取尽净。故近百年来，乃有移秧栽种之法，其功力已逊于野参多矣。复有参商，更以糖汁泡之，咀之固属可口，究其实效功用，甚不足恃。噫! 孳孳^①为利，误人多矣! 当今之时，需用人参培养者，不如重用潞安野党参，功效有过之无不及焉。惟近世之医士与病家，往往以药价高贵为自慰，不亦大谬乎? 谚云:"富家一席酒，穷汉半年粮。"余曰:"病者数剂参，全家罗掘窘。"以中户日用之资财，售百计营巧之糖参，而欲起死回生，可得乎? 故医者于用药之际，宜审察之，与其徒有虚名，何如实事求是。一言之下，功莫大焉。

四十

药品之中，往往形极相似，而功用不同。又有因制法不良，损益悬殊，即如以爪兰混霍石斛，杏仁泥内夹杂桃仁，烧竹沥于煤火上，就此数端，非徒无益而已也。故撮药时至宜注意该项流弊。

四十一

海参以出辽海红旗街者为最佳，甘温能生百脉血。凡

---

① 孳孳: 同孜孜，勤勉的样子。

血去阴伤之体，俱宜服之。或漂淡煮炖极烂，或炙脆研末，培血之功甚于芎归万倍。蛏子具有滋阴免劳之功，血家、咳家困于积弱，食之必可转弱为强。

四十二

疟有风疟、温疟、湿疟、瘅疟、牝疟、痰疟、食疟、虚疟、痎疟之分。

风疟多汗恶风，恒于春时感风而得，然夏暑汗不出者，至秋亦成风疟。故先热后寒，宜于解散风邪。

温疟但热不寒，冬中于风，寒气藏于骨髓之中，至春夏阳气大发，邪气与汗外出。又有先伤风而后伤寒者，亦先热而后寒，并名温疟。

湿疟寒热身重，肢节烦疼，胀满善呕，自汗，起于汗出复浴，湿舍皮肤，及冒雨湿所致者居多，当从除湿法主之。寒多者，更宜温行阳气。

瘅疟独热无寒，少气烦冤，手足热而欲呕。斯阳藏为病，治法亦宜临证鉴别。内蓄热气，表有客寒，则散以辛凉。倘邪解而热蕴，则当清以苦寒或甘寒。至如邪火盛而气血衰，则宜壮水固元。

牝疟痰多，遏阻阳气，不得外达，故只寒不热，即热亦不甚。逐痰升阳，其疾自愈。

痰疟夏月乘凉，饮冷卧湿，痰停中脘，脉来弦滑，胸痞呕吐眩晕，当因其虚实而驱邪化痰。

食疟又名胃疟，食多伤胃，腹痛中满，得食呕逆，嗳腐吞酸，当以导下为法。

虚疟或因虚致疟，或因疟致虚，脉细神倦，宜补养正气。

痎疟即老疟，亦曰三日疟，气道深远，有累年不愈者，大都病在三阳者，宜汗宜和。在三阴者，宜温宜利，甚者宜吐。

胁下有块者，名曰疟母。

就上列各疟，俱有确切病源、真实治法。而近人每喜以金鸡纳霜硬截，一视此药为治疟无上妙品，殊不知外感无形之邪与内蕴有形之滞，积受既深，绝非闷遏可了，势必转生枝节，为失血、为肢肿、为疟鼓、为伤寒，无一非自取其咎。而于胎疟硬截，尤为危险。疟非不可截也，必当伺其汗泄畅布，冷热转微，舌苔清楚，脉来畅达，胸次宽旷，纳食能化，大便畅行，溲下清利，察其疟势往来，几属神经作用，然后用药截之，止后亦无流弊。惟切忌水果、鸭肉，不慎则易复作也，余如豆、蛋、糯米食、山薯、山药及一切黏韧阻气之物，均宜戒绝。疟母及疟后各病，率以不戒于口而得，再于疟作盛热时，切勿恣食凉物，极易缠绵也，慎之慎之！

附：《本草》人部中人骨、人胞、人血、人精、人胆、人肉、天灵盖、月水宜删除说

医者仁人之术也，后世方伎之流，利欲熏心，忘其本根，收人骨为药，合胎骨为丸，究其存心，犬狐不如，犬不食犬骨，兔死则狐悲。考其作俑之始，尽由《本草》人部将人骨、人胞、脐带、月水等物列入，并载其功用，俾若辈有所借口，以污秽之物，造奇异之名，巧说灵验，冀获重利，逆天背理，益己损人。甚有谓对口菌者，专治劳怯，殊不知菌本含毒质，而又产于血腥之所，其毒其秽，更何可以言喻？大抵病者，至求此等物品疗治，其病势已不可收拾，倘加意清养，善自慎摄，或有迁延之望。乃愚者不察，而专致力于腐败毒物，宜其百无一生，自速其毙耳。所最堪痛恨者，稳婆方伎，朋比为奸，既无益于生人，复加害于骸骨，伤心悖德，无过于此！故当于《本草》人部

中，将此等名目尽行删去，一解方伎之邪说，一拯垂危之病夫，夫岂仅于司命者宅心有关耶?

民国十六年（1927 年）9 月出版

发行者　翠竹山房（上海温州路 176 号）

〔东吴〕　曹惕寅　著

临证述要

目录

自序

　　余生来一病二十有四年。先则劬劳于母氏郭，继则重累于妻氏吴。使我残躯绵延至今日，得亲历社会主义之生活，追忆往昔，能无感乎！吾之医学受志于大伯而得业于三、五从兄。忆三嫂杨氏曾谓三从兄曰："尔之弱弟从业当真实以教，勿随意敷衍。"语意深长，至今思之尤不能忘也。余生性耿直，早岁离家，以行业自守为乐。旧中国之中医受尽歧视，一言难尽，新中国党和人民政府对祖国医学遗产之重视，提高了为社会主义服务的积极性，力图有所贡献，有所创造作为。爰将历年临证经验细加考证整理，本著上册已于1927年9月发行，多记录治验之事。兹下册（分上、下两卷）为记录阐发之术，惟因经肠疝手术后，精力日衰，深恐报答于党之精力日少而有负于发扬中医药之伟大号召，故在平日苟有寸得必取以上报，虽手足僵楚，仍勉为之，良以有此经验记录急需修整编汇成稿，孰意九十月之交，竟猝然四末不温，语音低弱，便溺寒冷，脉来细弱，饮食无味，神思颓唐，全为元阳不支，气化收摄乏力。幸心脑清明，尚能自主。乃用补中益气汤、理中汤、四神丸、肉桂丸、高丽参合剂成方连服七八日，并于关元、气海、中极、天枢四穴分日艾灸，乃得阳生阴长，体力渐复，勉尽余力，修辑成稿，特附识之。

曹惕寅

1958 年 12 月 4 日

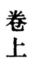

卷上

一、
表补用药之宜审

在表证上，有一丝不化火，绝不宜轻用一分凉药；在里证，有一丝邪不化净，不宜轻用一分补药。早凉强补，足使疾患淹缠而阻痹灵通，故最要审慎也。

二、
截疟外用方

药不在贵，方不在奇，端在组织得宜。蜀士苏琢章来诊，述有外用塞鼻止疟药粉方，苍术、白芷燥湿散风，桂枝、川芎和营利气，等分。在疟发半小时前以纱布包粉三分，单塞一鼻孔，神效。

三、
热病阴阳之别

子时后加病加热者，皆阳虚，即是阴盛，勿用寒药。午时后加病加热者，皆阴虚，即是阳盛，勿用热药。但暑湿季前后每有寒热往来，乃夹痰夹湿留恋，未可以此例论也。

四、
小儿麻痹症验方

小儿发热之后，往往一臂一腿或两腿麻痹痿软，乃以先天素禀肾气薄弱，阴寒凝聚于腰膝所致也。余用补骨脂二钱，黑木耳二钱以补骨健力；威灵仙二钱，红枣三枚以逐寒养血。嘱病家常服，多能获效。

五、
走哺、漏气之征象

古之病名，其生疏者，常人难解。例如上焦饮食下胃，胃气未定之前，身中皆热，名曰漏气。下焦气逆不续，呕逆不禁，二便不通，名走哺。走哺、漏气皆属火淫于内，故得食则既吐且呕。

六、

宋家贵血丝虫治效

宋家贵者，年廿六，自1952年起患血丝虫病，迭经各处治疗无效。至1957年12月10日，由西医师邹开明同志介绍，谓患血丝虫病，该病产生在马来西亚地方，由蚊传染、寄生在人体淋巴管内，待病人夜间睡熟时始出入血液中。其症状乃淋巴管发炎破碎传入膀胱，乃发生乳糜尿，夹带血色，咳嗽痰厚，神倦腿软云云。

查其平素嗜饮，因此湿热与虫相得不解，脾肾因而日亏，病势当然淹缠。余念其饮家日久，气虚而夹虫，未便单以膏淋之旨治之。取大生地、龟板为君，再以分利湿热之萆薢、车前、茅根、陈皮、米仁为臣，另以生川楝子为佐。考生川楝子为肝经气分之药而尤善杀虫，肝主筋，一身之气无处不到，不数剂而愈。又询之，西医血丝虫病晚期之后遗症有如大脚风、乳糜尿等。前者由于淋巴管反复发炎，以及成虫阻塞管腔，淋巴液回流障碍所致；后者因管腔阻塞后，管内压力逐渐增加以致破裂，淋巴液流入膀胱所致，均难根治。继得溺清湿化，再予以参苓白术丸、都气丸，每日各取三钱，分早晚开水送吞。

七、
眩仆救护法

每见病之仓卒事起者，举家慌张，手足无所措，故特书及之。查因肝病事眩仆者，必先辨其虚实以护治。实火汲血液上升而眩仆者，必面红唇绛，救护者宜将头放高使血下行，治旨宜清肝凉血；虚火升浮阳上扰而晕跌者，必面苍唇白，救护时宜将头放低使血朝上，治旨宜养肝益阴。仓卒间救护尤宜镇定、分别，以免遗误，切要！

八、
脉之道及梁师诀

脉之道岂易言哉？浮沉迟数，仅握其纲。先哲滑伯仁曰："察脉须辨上、下、来、去、至、止，不明此六字，则阴阳不别也。"按：上、来、至为阳，下、去、止为阴。上者自尺上于寸，阳生于阴也。下者自寸下于尺，阴生于阳也。来者自骨内而出于皮肤，气之升也。去者自皮肤返还于骨内，气之降也。应曰"至息曰止"，此义至浅而至要，言精意概，诏示后学，可称无微不至矣。吾所虑者，在学者脑中有脉而指上无脉，非心不外驰，定神练习，深恐此六字（上、下、来、去、至、止）不易体会真切也。敬将师传承述之法，取寸楷笔管，圆匀干净者截一段为三指按脉之长短，寸半左右，中孔以一尺长衣线穿结为环，防遗失耳。平旦正襟危坐，先深呼吸三五息，深呼吸者，即由鼻吸气令至丹田，吸至不能吸始呼出，使气呼至不能呼者为一息。呼吸不可有声，此为入坐时必行之法。若心散乱可数息片刻，心自定。数息者，闭目调息使匀，一心默数呼吸，惟数呼不数吸或数吸不数呼（强壮人宜数呼，病弱人宜数吸），每数以十息为止，数至十息后从一数起，心定即不必再数。

入坐行深呼吸后，以一手中三指与大指捏笔杆中，三指螺纹中点按杆前，大指屈首节爪面抵于掌后而捏之，指端向下，闭目静养，澄意作想，初时想五脏平脉：心脉来，累累如连珠，如循琅玕，曰心平（或来盛去衰，即洪而柔软）；肝脉来而弱，招之如揭长竿末梢，曰肝平（软弱轻虚而滑，端直而长，即弦长而柔缓）；脾脉来，和柔相离如鸡践也，曰脾平（善者可见，恶者不可见，如水之流，即缓而柔和）；肺脉来，厌厌聂聂，如落榆荚，曰肺平（轻虚以浮，来急去散，即浮涩而柔缓）；肾脉来，喘喘累累如钩，按之而坚，曰肾平（沉以搏，即沉而强大柔缓）。

上举脉语，不过使心有所主，待切法学成，随心之便，不是拘定之学。

脉之缓字，医家第一功；不浮不沉，恰在中取；不迟不数，正好四至；欣欣然，悠悠然，洋洋然，从容柔顺，圆净分明。微于缓者即为微，细于缓者即为细，虚、实、长、短、弦、弱、滑、涩无不皆然。至于芤、革、紧、散、濡、牢、洪、伏、促、结、动、代以缓为权度，尤其显而易见者也。有胃气者生，四时之脉和缓为宗。

谈缓字法：静气凝神，脑清心定，将"缓"字口诵之，心维之，手摩之，而细审之，详玩之，久之"缓"字得归指上，以此权定诸脉，了如指掌。诀以"缓"字为极平脉，余二十六脉为病脉，认清缓脉方可定诸病脉，精熟缓脉即可晓诸病脉。脉有缓，犹权度之有定平星也。

九、
苏宝谷石疽治效

石疽，阴证也。苏联五之叔宝谷老人病之，起在伤寒之后，忧虑郁结，多月不消，坚硬如石，溃渗血水，将加刀圭，益增惊惧。经绍来诊，形瘦萎黄，神疲躁烦，脉软带弦，胃纳不香，一派营阴亏乏、心肝不潜之象。舍补其气血、养其阴液，别无善策。嘱其服两仪膏一百两，琼玉膏四十两，桑葚子膏十两，分次渐渐服之，竟历八十余日，即行完口。在将收口前，余即告以将来疮口必陷缩。及瘥果见凹形，虚证也。凡岩症类前不可以外疡目之，当以培养为本，加以怡悦静养，每能奏效痊可。先贤有言："罹此疾者要心先身死，便得人活病除。"细心玩味，方知此言确是换骨金丹。

十、

麻黄药量之用法

用药要有规律，切戒眩奇眩高，要识得人者，仁也，以仁爱为第一义。譬如用麻黄之剂量有两种：发风寒之汗用五分至六七分即可得汗；若发风水之汗，须一钱至钱半。前者病浅在皮毛之间，后者病深入肌肤之内。古人用药分寸均从经验中体会而来，若能以此为准则，决无亡阳之弊。

十一、
石膏应用之认识

石膏体重而降，足阳明胃经大寒之药，少、壮火热者功效甚速，老、弱虚寒者祸不旋踵。李东垣云："立夏前服白虎汤，令人小便不禁，降令太过也。"所以，必须要眼见大热、大渴、大脉而溺赤者用之。若小便未赤，尚是涉乎虚热之症，必须慎用以免贻患。

十二、
连翘、丹皮稀释血液

连翘能泻诸经血凝气聚，丹皮破积血、泻血中伏火。此二味于肝火夹血上升而致头脑昏晕热痛者用之，能稀释血液，解痛除热。

十三、

眩晕辨证和治法

眩晕有虚实之别。虚体眩晕，寸口大而按之即散者为上虚；实体眩晕，寸口滑而按之益坚者为上实。肥白人眩晕，清火降痰为先，而兼补气之药；瘦人眩晕，滋阴降火为要，而兼抑肝之剂。

十四、

舌强治法

肥人舌根强硬，宜作湿痰治；瘦人舌根僵硬，应作心火治。虽病久正虚，不可纯用补药壅滞经络中之痰火。

十五、

晨起冷汗之治疗

夏广懋者病上身晨汗甚多而冷，粪下色黑，先干后溏，服脏连丸二钱两天即痊。肺与大肠相表里，肠热得泄则火降而汗止矣。

十六、
治病三要

1. 初治病期：病势方张，体力尚健，用药要猛峻，迅速削弱病机也。

2. 中治病期：症情见减，中气渐伤，用药要缓急相得，减少病态也。

3. 末治病期：邪恋体乏，正不胜病，用药要扶正化邪，图谋健复也。

但在三时期中亦有因是感染远近、体力强弱而变化者，全在得其要诀而善用之，乃可收左右逢源之妙。每有不顾症情、病期、体力，遽尔措施致遭剧变者多矣，可不慎哉！

十七、
肝火头痛

肝火上冲头痛如劈，甚至昏厥，四肢发冷，当归龙荟丸七分，徐徐化服可解。此厄若病之轻者，龙胆泻肝丸二钱至三钱亦效。凡阴虚肝亢之体，头痛火旺者甚，宜注重最易损目，前者性走大便，后者性走小便，用者别之。

十八、
口目歪僻病因

口目歪僻病情有轻有重，而不离乎风，尤必凑人之肌肉、筋脉虚弱之处而侵入之。轻者肌络张拉而歪僻，足阳明之脉挟口环唇，足太阳之脉起于目内眦，阳明内蓄痰浊，太阳外中于风，致使阴阳偏胜、经气不利而扰及头面致歪斜、抽掣等症，且中风恒多正气先虚，事后风邪袭入，必须使血活风散、痰气流畅、肢络通和则舌本亦得灵动。至于治法，在内治之外，以针治为宜，可易得效而速且捷也。此类病肥盛者辄为风、寒、痰、浊痹于经络，其瘦弱者每因忧、喜、忿、怒病及其气而致血凝气滞为患也。其次，用药重于寒则气阻血凝，偏于温则烁液动风，是时也，惟有衡量其虚实、调和其阴阳而针治之，庶可近之。至于病而及于肌肉不仁，进而外风引动内风，显现右脑卒中，使左手左足不能动而尚能言语（口眼歪于右），左脑卒中引起右手右足不能动而不能言语，中医向来所用之牵正法、热敷法均可符合此旨，而加针灸之偏右针左、偏左针右，效尤敏捷。由是可知，中医积累之经验亦与科学吻合，所以中西医团结更为必要，是以融会中西医学，使其深造于科学之域。

十九、
治一切血之精义

治一切血，首应辨别其阴阳。阳证血色鲜红，阴证血色紫暗；且血液得寒则凝，得温则行。故宜调气不宜降火，若猛进苦寒，既虑凝涩，又惧伤脾，若脾伤则愈乏统摄精血之能。治者应知血随气行，气和则血循经，气逆则血越络，于此尤宜深细而明辨之也。

二十、
八纲及标本

阴、阳、虚、实、寒、热、表、里八法，是吾中医学论证规律，皆是眼见全身症状的辨证治疗。譬如言阴阳为病体性质之对别，言虚实为病态有消长之对别，言寒热为体温高低之对别，言表里为病体内外之对别。

所谓阴阳者，热者为阳，实者为阳，在表者为阳；虚者为阴，寒者为阴，在里者为阴。寒邪客表，为阳中之阴；热邪入里，为阴中之阳。寒邪入里，阴中之阴；热邪达表，阳中之阳。苟脉数无力，虚火时炎，口燥唇焦，内热便结，气逆上冲，是真阴不足；脉大无力，四肢倦怠，唇淡口和，肌冷便溏，饮食不化，是真阳不足。

所谓虚实者，在有汗与无汗，胸腹胀痛与否，胀之减与不减，痛之拒按与喜按，病之新久，体之强弱，脉之虚实以明之。苟病中无汗，腹胀不减，痛而拒按，病新得，体强脉实有力，此实也；病中多汗，腹胀时减，复如故，痛而喜按，按之则痛止，病久禀弱，脉虚无力，此虚也。

所谓寒热者，识其渴与不渴而消水与否，饮食喜热与喜冷，烦躁与厥逆，溺之长短赤白，便之溏结，脉之迟数以别之。苟口渴而能消水，喜冷饮食，烦躁，溺短赤，便结脉数，是为热；口不渴或假渴而不消水，喜饮热汤，手足厥冷，溺清长，便溏，脉迟，是为寒。

所谓表里者，在发热与潮热，恶寒与恶热，头痛与腹痛，鼻塞与口燥，舌苔之有无，脉之浮沉，以分别之。如发热，恶寒，头痛，鼻塞，舌上无苔，脉息浮，此表也；潮热，恶热，腹痛，口燥，舌苔黄黑，脉息沉，此里也。

阴、阳、虚、实、寒、热、表、里之别，大体不外乎此，当反复而明辨之，然后可以明白真寒假渴、挟热下气、热邪传里、直中寒邪之证。

此外，标本之治法不可不先。见于《灵枢·病本》篇中曰："先病而后逆者治其本；先逆而后病者治其本；先寒而后生病者治其本；先病而复生寒者治其本；先热而后生病者治其本；先泄而后生他病者治其本，必且调之，乃治其他病；先病而后中满者治其标；先病后泄者治其本；先中满而后烦心者治其本。先病曰本，后病曰标。急则治其标，缓则治其本。明其先后，应付裕如，始得而言医也。"

二十一、
痿病之辨证论治

治痿之法重在干湿之辨，要注意肉之削与不削及肌肤之枯润，一目了然。肉肿而润，筋脉弛纵，痿而无力，其病在湿，当以利湿祛风燥湿；肉削肌枯，筋脉拘缩，痿而无力，其病在于虚，当养血润燥舒筋。

二十二、
指臂无力

洪武正颜曰："液，所以养筋血，涩而不行则痰聚于高上而手足弱，所以有指迷茯苓丸可以治痰停中脘、指臂无力之法也。若体力强而痰阻臂络为病者，服控涎丹二三分见效尤捷。"余治鲍桂九诊友之臂即此法也，余友苏宝谷臂痛累月不举，一服即愈，盖以痰化则络和也。

二十三、
阳水、阴水之别

阳水、阴水之别：肿而烦渴，大便小溲数，属阳水，宜五皮饮、疏凿饮；其不烦渴，大便溏，小溲数者，属阴水，宜实脾饮、流气饮。

二十四、
小儿不语症

小儿不语症者，宣肺化痰之法最为合宜。如朱小文、徐国钢由不语而能言者，皆得力于此法。往往人有一生不能言者，皆因肺窍窒，窒塞肾气不能上通于咽管有之，如管钥之固，故闭其窍不能通呼吸之气。若因病而不能语者，惟中风暴病者有之。

二十五、
阴虚溺闭

诊友陈藕舫割痔之后，小便转点滴不下，导之则行，痛楚不堪，招余诊之。见其舌色光红少液，因思水出高源，阴既亏，是通又何益？乃以风斛、洋参、麦冬、生地等味服之，寐酣竟宵，醒来溺行如注，此治病求其本也。

二十六、
亡阳之辨别

亡阳之证宜别：下焦之阳虚飞越于外，正欲上脱，宜用参、附等以回之；上焦之阳盛，逼阴于外，而欲上泄，则用石膏以收之。用药寒温适宜，重于明辨之耳。

二十七、
白芍、甘草之敛气

白芍、甘草用之缓肝，效如桴鼓，即平日之腹痛、气痛者亦效。盖以腹痛者营气不从于肉里，白芍能行营气，甘草能敛逆气。昔年长高患热证便后，腹左剧痛，余告以乃气不顺从，即以此二味煎汁饮之，未几即止。

二十八、
《千金方》载虫别

《千金方》云：劳则生热，热则生虫。心虫曰蛔，脾虫曰寸白，肾虫如刀截丝缕，肝虫如烂杏，肺虫曰蚕，皆能杀人。肺虫为急，居肺叶内，蚀人肺系成瘵疾，咯血声嘶。古人记述清明寄生虫之肉眼可见者而肝肺病菌未去，以何法而得其转详耶。

二十九、
伤寒、湿温下法

伤寒热邪在里劫烁津液，下之宜猛，大便溏为邪已尽，不可再下之；湿温湿邪内搏，下之宜轻，大便溏为邪未尽，必待大便硬、屎燥无湿，慎勿再攻。

三十、
李颂夏传癃闭方

李颂夏诊友，一日出其秘藏之癃闭方：仙人发二钱，益智仁五钱，覆盆子三钱，甘草梢一钱，乌药二钱，泽泻三钱。此方于调气利水之中佐以益智、覆盆，此与"将欲取之，必先与之"之意相同，是本方之妙窍也。

三十一、
痈疽之起因

阳滞于阴为痈，其皮光赤；阴滞于阳为疽，其皮肉纹起不泽。

　　　　　　　　　　　　　　　临证述要

三十二、
麻黄、桂枝用法精义

麻黄治卫实之药，桂枝治卫虚之药。仲景治伤寒无汗用麻黄汤，有汗用桂枝汤。津液为汗，亦即血也，在营为血，在卫为汗。寒伤营，营血不能外通于卫，卫气闭，故无汗、发热而恶寒；风伤卫，卫气不能内发于营，营气不固，故有汗、发热而恶风。用药灵动，弥足为法。

三十三、
疰夏之调理

疰夏每在春末夏初，头痛脚软，食少体倦，五心烦热，口苦舌干，神疲乏力，好睡，形如虚怯，脉数而软，每用参归益元汤加减：人参与当归、白芍、熟地、茯苓、陈皮、麦冬各一钱，五味子十粒，酒炒黄柏、酒炒知母各七分，甘草二分，大枣一枚，乌梅一个，炒米一撮。服之益气养元、补阴生津，信能抗暑有力。良以暑最伤气，汗最伤阴耳。

三十四、
热结之癃闭

王令福 60 岁，1954 年病小便点滴，少腹胀硬近五旬余，将开人造尿道。其友以好奇心来试探中医有无拯救之法。因询以病口干否？曰："干。"其体本健，余曰："必嗜酒。"对曰："然。"素性肝火旺，考酒性热而升，加之尿道蓄热，热则热壅而肿，致其尿闭而腹胀矣。付以方药五味：白茅根一札，贝母四钱以宣肺清热；马勃八分，车前四钱，通草一钱消肿。连服七剂，即溺利而胀消。王姓者祥福里 3 号，与余对邻，此后见必言谢。

三十五、
按摩通便溺

医者生人之术愈多愈佳。闻之按摩家之治大小便不通，于脐上一寸水分穴，用两拇指轻按之陡然间两指左右分开，此时小便可通；又轻按两腰傍筋左右各一提，大便亦通，简捷有效之良法也。

三十六、
车前善治目

车前能解肝与小肠之热，湿热退而目自清矣。而其他利水剂多能损目，以其伤阴也。

三十七、
补血丸之疗效

菜贩张阿金，女，连续血崩，气阴交竭，全身虚浮如玻璃，人病贫交迫，忧急万状。见其血脱，悯其贫病，赠以补血丸，先后共三料：红旗参四两，漂净，烘焙为末，其肉刺尽是血管，能增强生血之功，故分量特重，为君，再臣以党参三两益其气，佐以当归二两和其血，使以陈皮一两，再合谷芽五两运行其生化之用。连服之后，体力即得恢复，询快事也。

三十八、
通泄丸之神效通便

康定路399号李其瑞，女，时年二十二，病缠七旬余，舌白淡，胸腹高肿以左肋为甚，刻刻气塞上顶作恶、作痛、作吐，二便俱少，呻吟不已，起于寒暖失当、饮食不节、劳乏过度，乃至肠胃蠕动乏力，遂将痰水、湿热、气滞蕴结胶固在胃，不能输化，故呕出有臭秽，气在肠不得转动，故气窜胀痛，迭进调气化痰、逐湿导滞之剂，迄未得解，病家、医家均告束手。余乃反复寻思，病虽七旬之久，形气尚是壅实，决非纯虚，可知其中必有症结所在，或病在幽门乎。古人有用大蒜纳肛中以通之，但驾远而利肠非计也，周转特制通泄丸：用蒜头捣如泥作丸，待稍收水，再以黑焦饭灰滚上为衣，早晚各吞服二钱，待吐后服之，不意服未尽剂而矢气频频不已，小便畅下，不数时竟至其病若失，连连高呼，坚询方意。余答以："虹吸管汲其一端则水不下注，试以虹吸管正在流水之时，执其中而放其两端，已吸之水尚可流出管口乎？"曰："不能。"然则去其中执之手则上下之水合流得下矣。吾之通泄丸犹去其中执之手而使幽门上下宣通之意也，蒜辛热通五脏、祛寒滞、破癥结，饭灰性燥化湿，善去陈腐之气，合而成剂，有殊功也。并告以余以简便制此成药，其效已亲身体会，望健复后学习制药事业，彼欣然应之，继闻由药学科而入医学研究所矣。

三十九、
《金匮》治杂病法

临诊眼光必须正确，毋慌、毋惑，病家每受外来学说不同之惊恐，闻到慢性腹膜炎疑虑忧愁。《金匮》言："诸病在脏欲攻之，当随其所得而攻之。"尤在泾亦云："无形之邪，入结于脏，必有所据，气血痰食，皆邪薮也。"本是旨而治之，何惧之有？认吾善治慢性病腹膜炎者，此也。

四十、
透痧贵速，防其病变

邻友，45号陈家霖之女，在3岁时高热入儿科医院，以其痧缩不外达，急遣回家，已神昏、便泄、痧缩，忽其祖母来邀。及诊之，见其痧郁化火迷蒙神昏，肌灼扰齿，四肢抽搐，表则火已猖狂，凉则邪未得宣，为补偏救弊之计，方用：神犀丹一粒，枇杷叶五片，牛蒡子、生紫菀、整杏仁、枳壳、生紫贝齿、连翘、泽泻，煎汤分两次化服。药后再以芫荽、樱桃核、西河柳、苏叶同包煎熻面、鼻、手足心，越宿热降，肌肤红点透绽，举家称慰，笑颜相对。

谓余之善治痧子者，无他技巧也，盖全在入手时以透得足、透得快为主，透出三分，热退三分，透出十分，热即退净，使温邪疹毒尽行彻清，更何有痧毒等之扰耶？又如俞钟骆君之孩，寒热咳嗽已半月，坚嘱予处清解方，余言恐出痧疹，虽云为日已久，姑缓为是，乃指告之，颧赤，目润，咳嗽不畅，时有叹息，且舌苔罩白，中映细红刺，可见邪郁内伏，急宜宣透为上策，付以一方内服，一方外熁，方为：生紫菀、前胡、牛蒡、蝉衣、枳壳、桔梗、泽泻、蒺藜。计服三剂，痧透热退，复诊时颔首不已。吾素来牢记"表证一分未清，不肯轻用一分凉药"，即此故耳。又胡厚三者之子，寒热近两旬，胸闷，口干喜热饮，显见火也未足，意欲用芦根、花粉以解渴生津，余坚持不可，予以宣泄之剂，隔宿即见痧透热退。余曰："医者能审证周详，眼光坚定，方能有益无咎，可不慎乎哉？"

四十一、
酒能化胶积

中西医药平日不明了者，以求知于医为要。有闸北王姓，形体丰腴，头晕自以为虚，连服阿胶半斤余，乃觉旋眩更甚。来诊嘱其徐徐饮绍酒，数日乃瘥，以酒力最能化胶也。

四十二、
化坚丸、瀋管丸疗效

奚惠南，女病者，年六十有九，住西藏北路246弄62号。据西医谓十二指肠第二段小旁侧有小卵圆影，诊断为胆囊炎并发胆石，已有五月余，寒热往来，头胀，口干淡腻，便坚溲赤，脉软弦滑数，形体瘦削，频频作吐，右肋剧痛，面目肌肤尽黄。1954年10月11日，由其女奚月娥邀诊，进以退寒热、平肝气、助运化、润大肠、调气机、生津液、醒胃气之味：银柴胡、鳖甲、地骨皮、黑元参、象贝、半夏、瓦楞粉、左金丸、车前子、通草、原金斛、沉香曲、火麻仁等，迄无效。因思既有结石，则此类药计一时难以图功，真所谓"攻之不达，达之不及"，遂变计治之。考胆为清净之府，与肝相为表里，设有虚实寒热，自有影响关系。胆中输胆囊遭受凝积阻塞，此石之产生必是肝火熏灼胆内之滋膏煅炼而成。得手术剖而去之固佳，但剖后复结石恐有数次之虑，则于赢弱年高者力更有所不及，果汤药而能去结石岂不更佳乎？乃考核文献，反复研究，相及咸能软坚之说，肯定其疗效，以药用的硝辛能润燥、咸能软坚。硝有两类：朴硝下降，属水，性寒；硝石即造炮之焰硝上升，属火性温。今吾之治胆石，药名化坚丸，其第一味即火硝一钱（另有炼法），法至善矣。将以何术而达病所？乃臣以穿山甲一钱，佐以可通可消之琥珀五分，使以通血脉、抱阴阳之丹砂，事功乃成；再用青鱼胆和为丸。每二小时半服一分，其痛乃定，乃由渐延长口服时间，为由二小时半改为三小时半、四小时半、五小时半、六小时半、七小时半不等，此即减轻药力、治病灵活应用之意。得以黄退神安，眠食如常。此丸多就商于故友张志明名师而配合之良工苦心，足拯民命，惜居远会之少，不胜怅怅。屈指恒记而归道山已有年矣，除广为人民服务，复何足恃，悲乎。孰意病退而体力未复，贪食鸡腿过多，乃致旧病复发，剧痛昏厥，其邻力劝备后事，其女坚执不可，谓余至诚不尚金钱，非庸庸者之流，至诚相请再三。据述面肌已板，口开肢冷，惟有细微鼻息耳，值此山穷水尽之境，前丸已不可再服，汤药又不能咽，仓猝间乃为之立浚管丸。方以上川连益胆为君，臣以吴萸疏气，佐以蒲公英、白茅根治肝塞，茵陈、赤芍散热退黄，做成小丸药，徐徐化汤点滴服之，不计时刻，历一昼夜，始得呋息转苏；再加调补，乃得健复，至今数年未再复发。可见软坚之功，古人不吾欺也，全家盛谢，视若宗亲，每见必言拯救之恩。友邻亲朋亦时多问询而来，回忆是疾胜则如是，败则奈何，兴念及此，不寒而栗。乃集古人句"一生谨慎，集思广益，开诚布公"十二字，以为座右箴。

四十三、
烂皮疔之治法

凡手背、脚背皮肉最薄，初起红肿小脓疡，所谓疮肿内不肿者，宜贴化湿白玉膏四周，以黄白石膏粉和麻油调敷，切勿贴黄升拔毒膏，以其易于瞬息间脱肉露筋显骨，病名烂皮疔，必须慎风忌口。

四十四、
失眠头痛治法

郭敏伦者，广东省委干部，离粤到沪时为1958年5月16日。来诊自诉失眠，病缠四年，上则眩晕烦闷、食少，下则少腹气胀、便艰，历经该地电疗、组织疗、水疗、气功疗、药物疗、针灸疗，均未见效，每夜必满屋奔跑，痛苦万状，当以通幽门法，使气化上下贯通，用枳壳、郁金宣中气，莱菔子、保和丸导滞，半夏、天麻化痰，旋覆、瓦楞降气，川连、瓜蒌泄热，并嘱其可随意用酱瓜、大蒜佐餐，仅诊二次而愈。

四十五、
足趾菌之消释

南浔邱问泽同道之姪女左足第二趾上起一菌，如酒杯覆以沙罩，已及半年，仅能勉强走路，但胀痛非凡，新法咸欲施以割治，而其本人坚欲予诊，及视之曰："此乃劳作乏力而来，掺以平肉散不久即可告瘥。"

四十六、
外证半由内因

浙江实业银行褚某介绍其房东来，谓两旬以来舌下横如菌边厚片，舌强不能动。此类雯舌[1]状由于心肝不潜、痰热交蒸，或由嗜饮而起，当用生蒲黄青黛散吹之，再以黄连、瓜蒌、淡芩、黑枝、制蚕、马勃之剂即愈。切戒轻施刀圭，转生枝节。有许多外症皆由内因而来，服药可解者解之。即如愚园路1033弄117号郭徐英女士，肛旁结疡如半个橘子，红肿而痛，引起形寒身热，施以祛湿热、通痰滞之药外；另以皮硝四钱，土贝四钱，水红花子三钱，乳香二钱，川柏三钱同包煎，日熓四五次。不熓时，用皮硝热水化开调麸皮搽之，不数日即消散尽净，欣然言谢云："年五十有五，未尝痛苦即获病除，快何如之。"

四十七、滥服六神丸之危害

湘客陈豪生昔年全家白喉乏力就医，因其乡人言而往视之，乃得全愈。及抗日胜利后又复来沪，嘱往诊，及见喜笑逾常，且曰："今晚招君视疾，又欲畅聚，藉解积怀耳。"及诊视，乃是腰疽，平塌散漫，非吉征也。询服六神丸乎？答曰："将及半月余矣。"

---

① 雯舌：喉痛咽哽，舌忽胀大，渐至如脬，或舌伸出不能缩入。

以此外疡未得扩大，欣然以为得计，余心焉戚戚，反复策划，但无善计，乃以另请疡科为妥。数日后，其友来云："陈君好得多矣。"余未致答。又曰："君看如何？"余曰："必死之病也。"彼惊奇再三，后果不及月而竟逝矣。盖以若疔若疽，合聚而成脓化腐则无良策。彼以六神丸芳香窜散，背道而驰，吾早知其不得免也。若人之鲁莽滥服，自以为聪明，实属可惧。凡外疡初起，有小脓头而根脚硬者，切戒擅服六神丸，防其毒散而滋蔓难图也。

四十八、
治病必须穷源

治水濬源，治病求本。风块、风疹（今人称为荨麻疹），常疾也，而肌肤感风邪者，表散之；肠胃蓄有积滞者，疏导之；有卫分气弱不足者，应固表祛风者，宜养血以逐风，所谓"血行风自灭"，万勿用截法，免致惟疾以致数年。要知每病始发时二月，当宣其发泄之路，否则不归于偏即归于墨而转生病变，贻人疾疴。古人言"凡病久郁必化火"，诚哉是言，推之寒热、咳嗽、麻疹诸病靡不皆然，所以濬源治本者，乃诸病最要之治法也。

四十九、
喉风表里之分清

苏州天官坊陆生女者，烂喉风，恶寒壮热，经喉科大剂寒凉，燎原之火得熄，惟微微恶寒，喉间顽腐不退延近三月，始来诊。余曰："此遭偏见之误也。温表是忌辛凉，宣肺何独不可？"乃用桑叶、元参、赤芍、白杏仁、土贝、马勃、飞中白、竹茹、银花、芦根、通草、枇杷叶等味，三剂而表解腐脱，钳取腐肉一整块，吹以珠黄散，并服鲜金斛、鲜生地、黑元参、川贝母、竹二青、飞中白、甘中黄、芦根而完口。用药先宣泄，再清解，为一定之次序也。

五十、
产后之冲审急

治产后病必须明解三冲、三审、三急。三冲者何？一曰冲心，则血上逆多死（十难救二）；二曰冲肺，面赤呕逆欲死（十全一二）；三曰冲胃，饱闷呕恶腹满胀痛（五死五生）。三审者，先审新产妇少腹痛与不痛，以征恶露之有无；次审大便通与不通，以征津液之盛衰；三审乳汁行与不行，及乎饮食多少，以征胃气之实馁。三急者，产后诸病惟呕吐、盗汗、泄泻为急，三者并见，危候也。新产诊疗大要如此，循此而行，可无咎矣。

五十一、
用药间接中毒之宜慎

枯痔散含砒质，多用极易慢性中毒，应嘱服冷开水冲防风粉，每次一两而愈。盖防风性能达肌表也。

五十二、
阳痿之正治

独阴不生，独阳不长，一切生物皆依阴阳氤氲而成，集体如是，个体亦然。每有病阳痿来索方者，只求一偏之见，温补温热不顾灼烁津液，非良计也。有顾姓者来诊，持方一束，曰："尽温热剂也，何以无效？" 余不置答，付以青蛾丸三钱，补中益气丸三钱，天冬二钱，煎汤送服。三日曰效，此乃补肾水兼顾肺金之效也。

五十三、
伤寒六经主治标准

太阳宜汗，少阳宜和，阳明宜下，太阴宜温，少阴宜补，厥阴宜清宜温，伤寒传足不传手。

足太阳膀胱经：太阳证头痛、项强、脉浮而恶寒，无汗而脉紧者麻黄汤，有汗而数者桂枝汤。

足阳明胃经：阳明证发热、自汗、不恶寒反恶热，因胃家实，有表邪，仍宜麻黄桂枝加葛根，无表邪里实者，三承气汤加味。

足少阳胆经：少阳证口苦、咽干、目眩，小柴胡汤。

足太阴脾经：太阴证腹泻而吐食不下、自利益甚、时腹自痛，四逆汤、理中汤、葛根黄芩黄连汤。

足少阴肾经，少阴证脉微细、但欲寐也，麻黄附子细辛汤。

足厥阴肝经，厥阴证消渴、气上撞心、心中疼热、饥不欲食、食吐下之利不止，乌梅丸、当归四逆汤。

体会：此伤寒六节意义，包括表里、阴阳部位，治里通塞杂病者得所借鉴矣。神而明之，化而通之，诸如此类，既可竖看又可横看，所以前人言伤寒通于杂病，真所谓语简而意深，信哉是言。

五十四、
治湿心得

1. 暑湿之令用药体会

风寒燥火乃大地空中播动之气，惟暑湿乃天地之水气相合，蕴而成为蒸发之潮气，其性似潮似湿，似温似热，着于物质或黏或腻而发霉，感于人体为倦为疲而纳呆。阴霾之气弥漫，清阳之气郁遏，升降之阻塞，是时也，乃芳香宣窍、燥湿宽中之候。若用药早服清剂，或胆小而用药清燥参半，皆是以误病机而昏陷也。初时失于过燥，尚可补救以清化。若失于寒凉，急则转入昏迷，缓则留邪涉怯，可不慎乎！

2. 解表三物汤

人之疾患多半由于手太阴肺、足太阴脾。一主表，一主里，表里能得其安，由内攘外之功，何疾之有？夏秋之令，每多受困于寒湿、湿温，或阻食滞，或感湿邪，或触秽气，或积生冷，或水土不安。故其治法应与时令配合，以定其治要之主性。故吾以数十年来所用之解表三物汤、化湿三物饮有旋转之力，具通达之能，辅以下三法能变化而出入之，每获其效。

解表三物汤：苏梗、藿香、佩兰，以治解寒湿透表分。

3.化湿三物饮

生川朴、生香附、生苍术以治湿，辛温透邪，芳香宣窍。

再列用药佐使法于下：

（1）凡三焦阻塞，升降违常，脘腹膨胀，便行不畅，可用苦辛微寒法，药如神曲、谷芽、茵陈、杏仁之属。

（2）湿郁三焦，脘闷便溏，舌苔白腻，骨节疼痛，可用辛苦淡法，如防己、豆卷、通草、苡仁之属。

（3）脘闷苔黄，秽浊内闭，气郁不达，积久蒸热，可用苦辛寒法，如杏仁、滑石之属。

（4）秽浊着里，脉右濡缓，舌见白滑，此乃邪阻气分，可用苦辛温法，如草果、楂炭、六曲之属。

（5）凡秽浊入里，胸闷，便泄，可用苍术、腹皮、六曲、麦芽之属。

（6）再湿温、寒湿之症，有寒重湿轻、湿重寒轻之不同。用药在偏燥偏清之中，甚宜慎重审察，往往易于变化，或连热，或热不扬，或似寒似热，或似热非热，尽在运用之灵活，以变化病势之缓急轻重。此二症为湿病中之最难治者焉。间有夹暑夹热，用辛开苦降之法，如黄连、厚朴、苏叶七分，姜汁炒黄连三分之类。进而用及玉枢丹或红灵丹之芳香开郁泄热，甚至行军散，皆有效之大法，惟操持者高下在心耳。

4. 湿温与伤寒宿垢畅下情况之不同

物必先腐而后虫生，肠胃必须积蕴湿热痰滞乃致表、里、上、下、内、外失其宣达之路。一遇外感，即易结合为病。浅则热壮形寒；重者始而热不扬，继而渐转入高热，忽轻忽重。其时也，必胸闷烦躁，透气不出，必待邪达于外，中气流通，大便乃得畅下。偏于热者也，由结而溏；偏于湿者也，由溏而结。前者火滞相搏，热泄则解；后者湿滞相得，得温化即愈。此乃伤寒与湿温将愈时，大便干结和稀薄不同之理由也。

五十五、
伤寒温病穷源

伤寒温病之别：伤寒由毛窍而入，自下而上，始于足太阳属水，寒即水之气，同类相从也，治法当从仲景六经传次为祖法；温病由口鼻而入，自上而下，鼻通肺，始于手太阴属金。温者火之气，风者火之母，火未有不克金者也，治法当从河间三焦定论。

五十六、
温病看法之程序

温病看法之层次，卫之后方言气，营之后方言血。其病初感，发热而恶寒者，在卫分也，宜辛凉轻剂；不恶寒而恶热，小便色黄，已在气分也；脉数舌绛，邪入营分；舌深绛而烦躁不安，寐谵语，已入血分矣，须凉血散血。

五十七、
利水当分虚实

凡小便水短赤，惟劳倦气虚及阴虚之人多有之。若统作火治而专用苦寒，则病变不测矣。若汗、下之后，内亡津液而小便不利者，不可用五苓散，恐重损津液而亏其阴也。

五十八、
虚人之利水法

成无己曰："小便不利，热结下焦，津液不通也。"凡小便不通，病属虚者，治其三焦；若不宜水者，可用生象牙（现已禁用）煎服亦妥。如人不虚利小水而仍不通者，宜发其汗，使外窍通而内窍亦通，此所谓"开鬼门"也。

五十九、
栀豉汤之古义

栀子生则气浮，其性涌（宣也）；香豉（蒸）暑热腐，其性泄（降也）。古方栀子皆用生，故入口即吐；后人作汤以栀子炒黑，不复作吐，失其本意，然于虚烦证亦验，想其清肺除烦之性故在也。

六十、
救济冷老类中

有一诊客言，在某小客栈见一老人身躯傀然，孤身病倒，三日无人过问。在新中国成立前，势利炎凉黑暗之时代实惨不忍闻，余悯之。持番佛往访。悉姓冷，为孙中山先生之故人，同辛亥革命者，病类中，口目㖞斜，痰声辘辘，神昏不语，四肢不动，乃治以戈制半夏五分，用竹沥二两化服，并付栈伙以吾址，且嘱之曰："吾友也，妥为照料，有事可来告而返。"次日来告曰："大便畅下紫粪以后，神清气爽，能言语，索米浆云。"继复访之，拱手言谢曰："先生真奇人哉，何以得之而拯吾于厄难耶？"处一方：金斛、丹皮、杭菊、钩勾、胆星、竺黄、紫贝齿、连翘心、桑枝、瓜络等味。由渐向愈，此君有兼食之量，痰食交阻乃病至此。彼之昔日同辛亥革命者，贵显者显如此，耿介老人更有谁顾虑及之耶? 继悉已平安回湘。

六十一、
育阴养肝法

脏腑之中，肝病为多。肝为五脏之首，又为风木之脏，体阴而用阳，性刚而垂，疏郁则为病矣。万病不离乎郁，而诸郁皆属于肝。郁而阻气者有之，郁而化风者有之，郁而化火者有之，随其体之偏胜。杂外之因病，以致鸥张为患。以往治肝之法有三：一曰疏肝法，泄肝之郁也；二曰缓肝，舒肝之急也；三曰柔肝，泽肝之燥也。因制大定痛散，适用于肝病前期，润泽散适用于肝病后期，以结合疏肝、缓肝、柔肝三者为旨。

大定痛散：川连六分，淡吴萸一钱以降火开郁；醋炒青皮钱半以疏肝调气；白芍三钱，炙草一钱以缓肝痛；乌贼骨六钱，贝母二钱以滋肝散结。

润泽散：制首乌七钱，黑元参五钱，益阴以柔肝；白芍，缓肝以止痛；乌贼骨六钱，土贝二钱，润金以养肝。

以上二方作煎剂，如粉剂，每日服三次，每次七分，食后开水调服。

大凡罹肝疾者，除药饵之外，尤以习静戒躁为切要。至于食物疗养，以蛏子、淡菜、鲍鱼等制汤常饮最能滋阴，炸烤辛辣之物宜加远避，烟酒尤应禁忌。其他眠食便溺力求正常，则火降而热解，更无助纣为虐之虑。古人曾言"劳则阳张，静则阴生"，又言"阴平阳秘，精神乃治"。此两语熟记而深思之，确乎育阴、益肝、健身良法也。

附：镇肝定风汤

适宜于上则气火升浮，中则痰气阻塞，下则气血缓慢，形成上实下虚之证。治法在上则镇肝息风，在中则宣气化痰，在下则导下通络。列方如下：煅石决明、杭菊、丹皮、白杏仁、生紫贝齿、钩勾、连翘、枳壳、陈胆星、桑枝、竹沥夏、泽泻。气火得以下达，而使络气流动。

六十二、
金香蔚之单腹胀

金香蔚女病者，年四十六，住热河路 67 弄 8 号。

单腹胀二月，咳嗽气急，面浮少寐，便溏溲少，形瘦神疲，不饥，北站某医院疑为血吸虫病。其脉软弦少力，舌白厚腻，面萎黄。原单腹胀为脾虚之甚、正气虚乏而不能运行阳气而塞于中，应辅助正气，使之健运，自然邪无所恋而胀消矣。余窃其生产自救，乃为之免费调治，始以香橼、木香调气，九香虫、陈麦柴[①]宽胀，车前子、蟋蟀干利水，六曲、宋夏助运，杜仲、毛脊治腰；复诊加姜川朴、生香附宣通中宫，疏泄胀满。十消其四，再诊用术、苓以健脾。值经来用归身、丹参养血活血，白术、茯苓健脾，半夏曲、六神曲助运化痰，余味与前方相同。越四月，单腹鼓胀全消，惟纳不香、口淡，是肿病后体虚元气自伤，乃必有现象，嘱服香砂六君子丸四料而健复上工。

六十三、
病从口入

病从口入，言饮食不节也。作为例证，不可一概而论。伤寒无汗、脉紧为寒伤营证，及汗不得出而烦躁之营卫俱病，胃中营气为寒邪所伤，郁阻成热，若不夺食为害滋多，

---

① 陈麦柴：大麦成熟后枯黄的茎秆。性味甘苦温，无毒。入脾肺二经。具有消肿，利湿，理气的作用。

即霍乱亦禁误。若自汗脉浮之风伤里证，虽同寒邪，只传经络不传胃腑，便不须禁食。若不加分别，应食而不与之食，应禁而不与之禁，便易成病变抟虚之证矣。

六十四、
肿病有五不治之记述

唇黑伤肝，缺盆平伤心，脐出伤脾，背平伤肺，足底平满伤肾，虽然已臻危境，医者能善为补脾未始不可。亡羊补牢最忌劫剂、重剂，取快一时，伤耗正气，战伐脾胃，先哲有培养法、补益元气招纳法、升举阳气解散法、开鬼门洁净府法，至为妥善。用之获益良多，生命出入有关，不宜眩奇眩高而误人性命也。

六十五、
八年之颠顶痛

张惠英女病者，年三十八，居重庆南路2号38室。病颠顶痛八年之久，原颠顶之上惟风可到，故剧痛而怕风为病也。瞳子属肾而两目怕光者，肾虚阴不足也；加之血虚肢络不和，肠燥便行艰涩，脉来软弦滑，内因外因病情复杂，标本兼顾，无法却其沉疴。乃予以防风、当归、蒺藜、钩勾养血祛风而兼顾息风，石决、紫贝平肝镇肝，杜仲、川断、金毛脊、桑寄生补益肝肾，首乌、元参培养营阴。时而牡蛎、鳖甲介类潜阳；时而当归龙荟丸或龙胆泻肝丸更迭凉肝；时而柏子仁泥、瓜蒌仁泥润肠滑便；时而佛手、香橼、鸡金、谷芽调气助运；时而丹皮、杭菊凉血清脑；时而川连、瓜蒌、半夏清心化痰；时而车前、山栀引火下行。轮流用药，各病以次轻减，乃殿以琼玉膏、党参、桑葚子膏以善其后。此病诊十二次告愈，坚欲复工，复工之后忽又反复，服药六月余，来诊二十二次，沉疴悉除，一再握手言谢。

六十六、
治淋大法

淋者，热蓄膀胱，溺涩而痛，气淋便涩余沥，劳淋房劳即发，冷淋寒战复溲，膏淋便出似膏，石淋精结成石，尿血即血淋也。色鲜者心与小肠实热，色瘀者肾与膀胱虚冷。治淋大法，宜通气分、平心火、利湿热，不宜轻用补药，恐湿热得补增剧也。

六十七、
黄疸阴阳之别

阳黄多由于瘀热，烦渴、头汗、脉必滑数，是胃腑湿热熏蒸与胆液得越上侵于肺，则发而为黄疸，色鲜明如橘子色，治在胃，宜茵陈蒿汤，此属热胜于湿而为急性病。

阴黄多由于寒湿，身冷、汗出、脉必沉微，系脾脏寒湿不运与胆液浸淫外渍肌肉则发而为黄。其色如烟熏，治在脾，宜茵陈四逆汤，此属寒胜于湿而为慢性病。

再黄疸病就经验所得而有预征，在面目未显黄色前，于病者舌下金津玉液穴每先见黄色，良以脾脉散于舌本，故得先显预征，然后黄色外达眼目肌体，足供临诊一助也。

六十八、
五脏寒热用药法

清心：犀角、黄连、麦冬、连翘、竹卷心。

清肝：羚羊、栀子、黄芩、丹皮、龙胆草。

清脾：石膏、花粉、生地、元参。

清肺：桑皮、沙参、马兜铃、生草、桔梗。

清肾：黄柏、滑石、车前、石韦。

以上热病用寒药。

温心：人参、益智、良姜、丁香。

温肝：茴香、吴萸、桂心、艾叶。

温脾：砂仁、肉果、白蔻仁、干姜。

温肺：人参、炮姜、川椒、丁香。

温肾：肉桂、附子、破故纸、胡芦巴。

以上寒病用热药、热病用寒药，药性附合，确是正法，病情有深浅，变化有迟速，郁伏则热束，透泄则火解，得能应机，方臻妥然。至于虚中夹实、实中夹虚、寒与热并、热与寒并，亦所常见，可不慎乎?

卷
下

一、

脏气下夺，溺白如乳，病名失脂—名乳糜尿

蔡寿珍老妇，年七十三，所下溺白而夹红色水块，日行六七次，便行二三次，且其量甚多，视之色如半桶牛乳形色，时感疲惫，一身无力，家居黄渡路46号，循其女介绍来诊。究其原因，实以年高中运无权，湿热凝聚，脏气下陷，管摄乏力，乃致胆汁随溲而下，不事营养所致也。故本病一定要注重脾胃，脾为后天之本，肾为先天之源，不顾本源而信于分利，固摄之中求其获效，殊不易得计也。于法当以治脾为主，治肾为辅，处方以茯苓、扁豆补脾，陈皮、六曲助运，川断、金毛脊健力，川柏、小蓟、萆薢、车前、茅根止血、清热。连服九剂，竟得霍然而愈。彼时不料中药如此之速效，愈后仍隔数日继服数剂以清病根，至今四年未发，因此病者珍视本方，藏之铁箱，亲友抵许抄录，概不借出。此方关键全在认识肾虚气陷、脾运乏力，设以古稀之年加以透止或重渗，皆足致危也。

二、

战汗

战汗其人本虚，邪与正争，微者为振，甚则为战，正胜邪则战而汗解矣。故凡邪正之争于外者则为战，战其愈者也；邪正之争于内者则为栗，其甚者也。战为正气将复，栗则邪气肆强，若但栗不战，乃正虚邪盛而反为邪胜危候也，急宜温热回阳。上海温州路王成衣之子伤寒六日，战汗淋漓，家人疑为汗脱将死，予以温热回阳之剂，嘱其勿惊勿扰，未几汗停热退矣。

三、

药物组织之微妙性

医者之治病，犹武人之治军，病势之虚实缓急，敌势之进退变化，必须洞悉无遗，岂易事耶？贵在心神镇定，勿为敌威所摄，勿为敌情所欺。审慎将事，调度得宜，更要在药物上组织得宜。有集力性、有辅佐性、有专注性、有概括性，如淡豆豉、前胡、牛蒡一组，豆卷、苏叶、防风一组，此乃集力发表之性；如牛膝、车前子一组，青皮、楂炭、莱菔子一组，此乃辅佐相应之性；如生军（生大黄）、朴硝、麻黄、浮萍，此乃专注直行之性；如苏叶、全当归一组，苏叶、紫菀、白杏一组，酒桑枝、酒秦艽一组，此乃统筹之概括性。用药组织周密，每能用轻药治重病、缓药治急病。因此，余力求审慎合宜，根据病人体力，不苟用药力逼迫，务使其体力与气血发生自然的协调作用，两不相妨，因而消失其病态。安远路甘高林工友之后邻老妇，年五十余，咳喘气急，痰声辘辘，脉来模糊，神志昏迷，医院拒收，恳予处方：桑叶、薄荷、前胡、紫菀、白杏、枳壳，旋覆花、苏子、白前、泽泻、枇杷叶。病是风鼓痰涌，肃降失常，急宜轻宣清降，分剂甚轻，嘱徐服之。戴生言："似乎药轻病重，恐难挽救矣。"余笑而置之。三日未有消息，戴生云："必死矣。"音犹在耳，病者忽揖拜而来："先生真神医也！"称颂至再，乃1957年之事。翌冬又来邀诊，适病肠疝，在院不能去，辞之，继闻殁矣。

四、
治病宣、通、利三法

吾一生治病，以"诚"字待病人，最喜掌握精要妙法：一曰宣清道，二曰通浊道也，三曰利幽门。宣清道可以透无形之邪，通浊道可以达有形之滞，开幽门可以利上下之气。表证之留邪郁结者、里证之痰气胶固者，宣清道是以透之；里证之留滞宿垢者、气滞交阻者，通浊道可以达之；欲吐不得、欲便不爽者，开幽门可以利之。要知病之死于清道、浊道、幽门者多类此，"宣""通""利"三字是吾处杂病三法，得以解释一切新旧、疑难、艰险诸症，屈指垂五十余年矣。用之得当，靡不迎刃而解，往时不过为救人而发明，徒自觉得售其技之快。而在今日中心愉快的时代，自觉贡献出来以保卫人民健康而仰答党和毛主席发扬中医药之英明号召，卫生界各抒其技，各尽其能，认识共产党的正确领导，才有光明大路，正宜悉心体会，加意钻研，使实证痞阻者得开泄之路，使虚证满闷者获消释之机，此种治术较多应用在疾病上。故治病须要认识遇实证则宜宣通清窍浊窍，遇虚证则宜轻巧灵活，当具高瞻远瞩之概。万家毕集，切勿拘执一家之见，方可取效神速，措置于为拯生命于俄顷，尽司命之职责，敢不及时记录以公于当世耶？

五、
消释子宫水瘤

1958 年 6 月 30 日，郑广娥女病者来诊，神情仓惶，谓少腹剧胀已七日，坐卧不安矣。查肝脉络阴器，部位是肺肾分野，应疏泄肝经气分之热以观动静，脉来弦滑带数，窃恐腹有外疡，嘱其往妇科检验为要，先付一方借以应急用：苏梗、乌药、香附调气，青皮、枸橘、川楝子疏肝，六一散、路路通行气利湿。次日复诊，谓西医诊断为水瘤，并须住院割除，但昨服先生之药后其病已经若失，深恐感觉虽好，内部蔓延生疮，决再请求处方以清理之。乃于前方八味中加土贝、马勃以消肿，白茅根清络热，陈佛手疏胸膈滞气，炒谷芽醒胃。服药三剂后，又伴邻友来诊，余告以须结合科学检查最切实际，彼则笑曰："顷刻吾已在肚上以拳试捶，并亦跳蹦，均不觉痛苦矣。"盖其自意瘤已消释也。

六、
痰湿困结之解释 [1]

鲁友孙盖臣中医，1949年1月中旬，突患胸背牵强，指臂痛麻，气逆升塞，冷汗为洗，便闭溲少，病态之作日以数次，迭经医院检查心脏、血压并灌肠等治疗无效，回

---

[1] 解释：消除，消释。

家益剧，甚至日夜不宁，寝食俱废。余受其邻潘叔陶君之招往访之，举家惶急，不知所措。望其色萎黑无华，闻其声刚而短促，问其情咯痰胶韧，切其脉弦滑少力，平素肝火旺，痰湿重，痰因火而眵，火遇痰而日壅，清升浊降失其常度，非求彻上彻下之计难以定危于顷刻。乃用瓜蒌、薤白头、盐半夏以通阳泄浊，生紫菀、杏仁、象贝以宣清窍，枳壳、郁金、菖蒲以通中脘痰气，莱菔子泥、保和丸助运化滞、以利浊道，青皮、米仁以宽胀化湿。病者医家名手洞悉方义，照服无疑，乃得骤解。

七、
外用消癥法

吾研究外用消癥之药，取力雄气窜之性，以壮其气，消结解凝之力，但遇用时，当熟记衰其半而止，违之则病者体力不胜而虚之不救矣。其方乳香、没药调气化，王不留行、当归尾解瘀结，水红花子、皮硝释坚凝。上备药汁六味，共研匀，用热高粱酒调和，装纱布袋内，袋以癥瘕之大小为准。先在病处放纱布一二层，防其药袋烫伤肌肉也；然后将药袋平铺病人结块上，病人觉不舒时即揭去。

以后再依法用之，每觉难忍须忍受数分钟即去之，断断续续，切勿连用。如此病者之癥瘕可由渐而小，再佐以内服培养之药，果能小心用之，既无剖腹之烦，又无伤身之虑。所应再三嘱时者，即用时须留心病人状况，断续用之，得其半而即止，再加培养，患者体健亦好矣。

八、
吴蔚老呃逆

吴蔚如老者，寓威海卫路福安里12号。一日招诊，其切脉滑而数，间有歇止状，舌垢厚腻，胸脘满闷，中脘不饥，便行色黑如酱、溲少，尽是闭塞不通之象。询之再三，乃悉老人之嗜干乳粉，取食过多，甜而且腻；兼之素体痰湿重，肝火旺，痰浊得甜腻而益胶，肝火因郁蒸而尤炽，致召呃逆，于法当宗实呃治之。所谓暴病暴呃及前后不利者多实，侍疾者以年高为虑，医者以去病为急，乃用生紫菀、杏仁以宣泄，枳壳、郁金、佛手、菖蒲开中焦痰气，会皮、姜夏化痰和胃，六曲、蔻仁拌鸡金调气助运，佐以刀豆子末降气止呃。次日复诊，照前方加服与玉枢丹末分半。越二日，病无出入，去陈皮，加公丁香七只、淡姜渣四分。服后吐黑痰十余口，乃病之出路也，再用苏叶、牛蒡清泄肺，紫菀、菖蒲宣中，牙皂、卜籽化痰，同包煎熺胸次，痰气一通即见安和。多日之后，又以食物不慎，乃致上焦痰气互痹、下焦肝肾虚之。呃逆，少寐中宵，躁乱不安，予以紫贝齿、紫石英镇肝定神，远志、茯神养心，苏子、半夏降浊，胆星、竺黄化痰，丁香、柿蒂止呃，姜竹茹止恶，并附以代茶方六味以辅药力之不逮：刀豆止呃、坎炁纳气，玫瑰平肝，半夏和胃，甘草和中，银杏敛喘祛痰。服后至安，隔日又呃之不已，年高一再反复，殊难胜任，于前方去远志、紫贝齿、胆星、竺黄，加白芍养肝，旋覆花、枇杷叶清肺平气，蛤粉降痰，明知其不可为而为之，尽医者之职耳。古人所说"若要安、长生无事，必须肠中无渣"，信哉是言。良以年高气弱，中运本已乏力，积病于乳粉，复困于食滞，衰老之躯，攻之虑其气逆，泻之惧其不支，一之谓甚，其可再乎？危哉！其殆也！

九、
查家政沉寒痼冷

查家政者，年三十二，住宜昌路96号。病单腹寒冷有年矣，虽盛暑额汗淋漓之时，此处不能少覆一层布，穷年焦灼，形体瘦削，乞治于中西医者多矣，即如中药之附子、肉桂、炮姜，已服过百数十两，亦未得获效，乃商治于余。曰："此沉寒痼冷也，宜熟筹之。"原夫人身之阴阳，背为阳，腹为阴，阴中之阴肾也。肾为阴脏，位处下焦，是以阴居。阴，孤脏也，孤阴则不长，由于太阳气衰，肾脂枯而不长，一水不胜二火，所以不冻栗者，此为内寒也。1955年7月15日，嘱病者曰："今召君来，即若脱除痼疾之始，其敢服吾药丸乎？"曰："敢！恶吾疾久且甚也。"乃付以养正丸十丸，拯其无阳亏损、气短身羸，黑锡丹三十丸，使其阴气平而阳气固，来复丹二十丸，调和其里寒外热，每日各取一丸，计三丸合服之，用姜三片，红枣七枚水煎送丸，乃和营卫之意也。越八日复诊，谓腹冷有减退感觉，以意度之，方药之温至此极矣。古人言"独阴不生，独阳不长"，再佐以益阴和阳之味，其庶几乎。告其丸如前服，改用补中益气丸以培中元。炮姜大热守中，去沉寒痼冷，能使阳生阴长，且治有阴无阳者尤为相合；大熟地封填骨髓，补益其阴；大枣甘温，补中调营和卫。煎汤送丸，使丸药性之亢阳与汤剂性之润阴交相融合、互相抱持，乃可免畸轻畸重之弊而收水火相济之功。十月十日来云："丸药共吞服二百五十粒，逐日用汤剂下之，先生为吾脱却沉疴，感且不朽！"惟食少神疲、腹侧伏瘕、左环跳作酸、便行溏薄，仍然是阴不敌阳、体力亏乏之证。付以别直参、当归身温养气血，熟地、冬术、四神丸温填脾肾，良附丸、炒谷芽暖胃助运，牛膝、川断以健腿力，磁朱丸以定心神。十月十七日来云："体已复常。"因嘱其常用左归丸，百补全鹿丸可间日服之，以作彻底根除。彼此欢笑而别，此后每来动辄感谢起其沉疴之患，素来吾于轻易不治之症，殊为厌闻，虽其不治，吾更当奋力求其医治之法，惟有认真运用四诊八纲，既须灵活，又戒偏执，始能准确认识而于病情可收转机之利也。

十、
秦弟弟舌出不收

嘉兴路派出所秦科长之子，八月婴儿，壮热口碎，肢痉呻吟，舌出不收，病已月余，乳汁浆水难以入口，西医用胶管由鼻孔送乳。邀余入视，奈已达液涸动风之境，原舌属心，肢痉属肝，正值夏季，二火与炎暑交迫，微弱之阴液不堪煎熬，垂危之生命行将绝灭，舍救液存阴、清心平肝无法转此危局也。给以上濂珠粉二分，西黄二分，象牙屑①、滑石、熟石膏各一钱二分，甘中黄四分，中白八分，梅花五厘，研匀，频频和荷叶沾搽所不能收进之舌上。另用一方内服，以川连、竹卷心、连翘心、灯心、丹皮清心肝之火，元参、麦冬增液存津，中黄、中白泻火解毒，紫贝齿、黑栀镇肝降火，枇杷叶清肺生津，原金斛养胃涎，告其点滴而下，取其浸润之效。在轻灵转变之际竟收特殊微妙之功，药未终剂而喜笑自如矣。

十一、
李仕浩肾脏肿胀

1936年4月16日，李仕浩，12岁，住昆明路231弄38号，患肾脏病半年，迭经公济医院及各西医治疗，迄未得效。其状少寐纳呆，面浮肢肿，溺如糟鹅蛋白，时而似脓，精神疲乏，脉来细弦。查胃为水谷之海，脾为胃行津液，脾足则转输水精于上，肺足则通调水道于下，尤重于肾司开阖之权，三脏气结为不行，乃致积水泛滥。治法宜肺、脾、肾三家合治之，若专治肾，未能获效也。脉来软弦，

---

① 现已禁用。

处方以川柏、萆薢、车前、茅根分利水湿，马勃、土贝以消内脏之肿，陈皮、米仁、六曲以助运化湿。18日加蟋蟀干、冬瓜皮利水退肿。22日起，加白术以健脾消肿，生草梢止茎中痛，病状无出入。至6月6日，去熟地，改生地以益肾，旋覆、苏子以降气，专以大补阴丸，先后两月余，验溺已清，体力健矣。

十二、
钱杏初哑痨恢复

马当路西湖坊钱姓杏初，肺病九月，日夜呛咳，形肉瘦削，气急喘促，脉来乍大乍小，水吞点滴不能下，震荡不宁，言语无声，中外医家之药备尝矣。余循北京西路大德堂叶菊甫者嘱访之，病势已栋折梁崩之境，正对之筹思无策、熟虑再三之时，其家人忽曰，君家乃知名之仁济医者，乞拯吾三房兼祧之子，举家戴德不浅，环绕叩头。见其窘状，睹其情况，中心惕然者久之，乃嘱其家人安坐勿急，容吾无法中求法。干物既不能咽，流者又不能饮，将以何法定其咳而拯其急难耶？忽想到儿童辈食糖口内含化之理，乃处噙化方：猴枣粉、濂珠粉各四分以化瘀阻之痰涎；川贝三钱，马勃一钱以润咳消肿；中白三钱，中黄一钱以清肺泻火；百部五分；马兜铃一钱。均蜜炙以清肺杀菌，研末。再用青黛一分以清肝，麦冬、风斛各三钱，煎浓汁以滋养肺阴胃液，以上药末制棋子大小之三饼，日夜噙化勿辍。历时两旬便能咽饮，休养三月即康复上工。此人在闸北电报局任职也，自此一关打破以后，始得产生补肺空洞法及养肺法，每于危症为兢兢苦心，既认真处方，复研究服法，以毋亏司命之职。记忆先人传言："一人有病，全家不安"，即此八字垂戒深矣。

十三、
肠痈疗法之经历

疗肠痈之法，先从少腹按之，皮肉轻按痛者，痈生于外腹痛也；轻按不甚痛，强按之肉中痛，肠痈也；且有小便淋沥，恶寒发热，身皮甲错，少腹肿状在一处痛者，脚屈难伸，少腹皆不痛，一处独痛，此痈已成；独痛之处按之热，别处不热，此脓已成；脉来迟紧，气滞血瘀，服热药而痛缓者，未成脓也；脉见滑数，有寒热，服热药更痛者，已成脓也。脓非火烁不成，故服热药痛更甚。另生肠痛者，要卧清静之所，忌闻动骇、跌仆、猫鼠哄吓及响器之音，防其突然惊跳则肠断不救，此乃屡屡经验得之。古方薏苡附子败酱散治肠痈初起：薏苡仁一两，附子一钱，败酱草五钱，为散，水煎顿服。薏苡败酱汤治肠痈未溃：苡仁、桔梗、麦冬各一两，败酱、牡丹皮、茯苓、甘草、生姜各六钱，丹参、芍药各二钱，水煮分三服，日三次。千金薏苡瓜瓣汤治肠痈：薏苡仁、丹皮、桃仁、瓜瓣四味水煮分服，崔氏言腹中疗痛不安或胀满不下，饮食小便涩，此病当是肠痈。妇人产后虚热多为此病，纵非痈疽便服此方无伤损也。近时所说慢性盲肠炎病者，吾往往用红藤一两，忍冬藤一两，土贝三钱，马勃一钱，白茅根一两煎浓汤空腹服之，甚得疗效也。

十四、
霍乱与食伤之鉴别

霍乱与食伤之鉴别：霍乱上吐下泻，先呈胆汁色，继类米泔汁，腹不痛，因吐利之物从血液抽吸得出，所以吐中必有饮食，泻中必有溏粪，且容貌变化，面庞削小，鼻梁隆起，眼珠陷没，目绕暗晕，肌燥螺瘪，体温降低至

30℃者，神经因失水分起疼痛性肌肉痉挛，腓肠肌尤甚，脉细而沉甚至无，声音嘶哑，因以致死；食伤即今之肠胃炎，上吐必有余食，下泻必有溏粪，因其吐泻由肠胃涌出，故无恶劣现象。若重者，亦可能目陷螺瘪，足筋吊痛，腹中绞痛，四肢发冷兼有头痛、发寒、发热。总之，心与脉合，脉为血府，故血被抽吸则脉脱，脉脱而心绝矣，病毒由肠胃而入心，由心而上窜于脑，脑与心俱病，左心房输血之力、右心房收血之力顿减，是以周身血脉骤停而通体皆凉矣。

十五、
痧子与疫痧之鉴别

痧子与疫痧之鉴别：温邪上受，首先犯肺，肺主皮毛，皮毛窍即温邪外透之门户也。不观乎痧子将作也，频喷嚏，频咳壮热，热面赤目泪，肌粟，腮肉起粒。其邪有从清窍外达，亦有从肌表外泄者；病作以面、鼻、手心、手背、足心、足背、臀部而及全体者为贵；病愈以半月为期，遍体脱皮尽如细屑。治此者，当注重于初步之透达，俾可热度早退，痧子迟回则痧毒自出净。至于疫痧，即近人此谓猩红热者类也，挨门阖户来势颇猛，热度高张如火灼。两病虽同为由口鼻吸入之邪，而治法大有出入。前者风火为病，治法当在透邪，未设施以清解；后者疠毒为病，治法透邪转清之法全在相机转变，不可执着，是病化火极速，至于征象，舌尖必布杨梅刺，自额至鼻准及环口唇独露白而不红，病愈约需三星期，亦必见脱皮，但整块与碎屑并下。痧子忌早食甜，以防助病毒，引起走马牙疳；而疫痧即猩红热则不宜过食咸，恐引起肾脏病，此种病令人担惊，以其易于蔓延故耳。近者卫生部门注重卫生，严密预防，已渐见稀少。

十六、

鲍惠德胃溃疡

1956 年 7 月 21 日，鲍惠德者来述：西医诊断为胃溃疡病已十年矣，每日下午四时许必胸脘痛，粪黄黑相兼，咳嗽形瘦。查胃脘痛之因，非烦劳过度即饮食失节，致使气血痰食停滞作痛，病久体乏已成，为由标及本之症，补之则无力运行，攻之则体又不胜，汤剂虑其作膨，丸剂恐其发坠，乃变计仿外疡掺药法，将药粉研细如尘，日服五六次，每服二分，药汤少许以调服之，频饮频化，在不知不觉中使破损得以完口，枯瘠渐能润泽。方用：左金丸八分，借吴萸、白芍（疑是吴萸丸）之缓性，和入黄连之苦寒，以入肝清热；生白芍二钱，大生地、麦冬各二钱，花粉一钱，甘寒益阴、润燥生津；川贝、土贝各八分，马勃二分，散结敛疮、消肿解毒；乌贼骨八分，蔷薇瓣四分，收涩止血；陈佛手八分，顺气和胃；十灰丸八分，炙草缓肝；枯芩二钱，清热止血。以上为粉剂，惟蒲公英四钱乃化热消肿，芦根一两甘凉生津，每服药粉必以此二味煎汤送下。计转方三次，服药一月，形肉转丰，脘痛全止，十年沉疴一旦消释，病者果然欢乐，医者更觉愉快。此亦吾素性不惮烦之好处，心脑之力愈用愈精也。鲍君时年53岁，住愚园路口镇宁路449号。

十七、

吴冀良头痛失眠

1957年10月9日，吴冀良者来述：西医诊断为神经衰弱，若有忧色。乃切其脉，弦而少力，肝旺而体乏之象也；且头部怕热而痛，尤为肝阴不足、气火上浮之证；便行溏薄，得食不运，脾受木贼也。肝脾既已同病，生化之源自弱而致精神疲乏，意兴索然，一定之势也。吾本此旨以治之，初时以陈皮、竹沥、远志以化痰，杭菊、钩勾、蒺藜、天麻以息风，连翘、茯神以清心宁神，枳壳、麦芽以理气开胃，川断、桑寄生以养肢络，黛灯心、泽泻导火下行。服六剂后，于原方中去会皮、远志、川断、桑寄生、泽泻、枳壳、茯神、黛灯心，加制首乌、炙鳖甲、黑元参、大白芍以潜阳滋肝。10 月 20 日处方与前旨相同，加当归龙荟丸一钱。连服三日，头痛大减；又续服此丸二日，肝火冲脑之病已好。乃转以益脾之剂，用白芍、玉竹以养肝脾之阴，香橼、木香、六君、谷芽以和脾助运，元参、料豆衣以护养肝阴，川断、桑寄生以健体力。11 月 9 日起，更以参苓白术丸、资生丸、鸡金、谷芽大剂培脾土，助运化；元参、首乌、白芍、料豆衣滋肝脏，益肝阴。此后即喜笑如常，并曾伴其夫人来诊。凡治此种病，需胆大心细，不要为病情复杂而束手，不要震于神经衰弱难得速效而吓倒。初诊时，自头至足审慎检查，反复思考，抉其病根，度其病因，歼其病魁，则胁从自除，乃治疾要策；益其本根，则枝叶自茂，乃辅正良法。此即古人所谓"提纲挈领，执简御繁"之道。对于科学生理上作用应加采用，至于病名病理自有四诊成法审定之，只需在临诊上检查清楚病情之标本、先后缓急而处理之，其他外来之理论焉能执吾治术耶？吴君住九亩地开明里 39 号。

十八、
楼板压顶病危获生

脑为元神之府，内而五脏六腑，外而四肢百骸，以及呼吸、知觉、言语、动作、眠食、便溺之作用，无一非受功于脑部。史红娣女病者，头顶遭阁楼塌压，虽幸获生而头部受伤，既痛且昏，不可终日，以致日夜不宁，眠食均难，动作俱废，经医院作脑震动治疗六天而病不解，病者家寓安远路 62 弄 63 号，循其邻人之介绍来治。因思脑颠为百脉之会，应以静为原则，分别研究其受震而剧痛，足外伤因震而动火烁脑是内伤，必须认清此旨，方可迎合病机，且体本瘦弱，更易引起其他亏损之病，尤要统筹兼顾。时为 1956 年 12 月 13 日，付方用制首乌、黑元参、料豆衣以补阴养脑，蒺藜、杭菊、钩勾息风阳之扰，金斛、橘白、杏仁、冬瓜子润肺养胃，赤、白芍和营敛阳。17 日加橘络、茅根以去伤而清络热，石决明平浮火之上扰，去蒺藜、钩勾、橘白。22日加归、芍同炒以养血，狗脊、川断、寄生、桑枝和伤行络，余如前方。30日仅加治带之川柏炭、愈带丸，其他无甚出入。计来诊四次，服药十余剂，休养卅余日，即健复如常矣。治病犹如抽丝，当循序审视，勿固执偏见，尚因尚密，勿急勿慌，以症情合病理，虽不中亦不远矣。

十九、
李家梁腹水肿胀

1957年，李家梁者年三十三，住肇周路384弄3号。自诉西医诊断为肾源性水肿，反复缠绵于今七年之久，自4月29日至5月29日迭进五皮、五苓燥湿健脾、调气利水之剂，病势屹然不除，体以久病而难胜，病以体之而益张。正值吾病，述情拟方：生于术二钱，茯苓二钱，水姜皮钱半，广陈皮二钱，蜜炙木瓜二钱，水炙桑白皮钱半，苏叶一钱，车前子五钱，药用黑鱼尾煎汤代水服用。两旬未见效验，彼既不能来，吾特访之。方知百闻不如一见，云近二日来寒寒热热，口淡，痰黏，腹中隐痛，便黏色白如冻，肛急溲混，一身肿胀，气机喘促不得平卧，囊亮腰圆脐平。

如此情况，一筹莫展，表既不达，里又阻滞，清道、浊道俱行壅塞，际此危机之秋，用药轻重缓急之间，出入人之生死也。乃以佩兰芳香化浊、通利水道，赤芍通血脉、去水气、利膀胱，冬瓜皮、大腹皮、米仁、车前子、蟋蟀干、陈麦柴利水宽胀，木香、乌药和气以通直肠，保和丸、葶苈子、陈皮利气导滞，半夏和胃化痰为主要之旨，全在着力于佩兰用之亦当，转入腹水胀满已极，卫气与毛孔尽为水浊阻塞，非借芳香化浊之力难图彻上彻下之功，使表分通里亦通。所以然者，在肿势泛滥时，遍身感触不安，汗少而形寒。药后先觉汗出，继得水利肤舒而肿消矣，6月9日得悉全身肿势竟然退去99%，已达面如削瓜之境。尤可以证，病体之亏，设以十枣、舟车法进之，不可收拾矣。处方之旨转而扶脾，以茯苓、怀山药补脾，以杜仲、桑寄生固肾，其他以橘皮、宋半夏养胃，冬瓜、车前子利水。7月3日复诊得悉，在九日内溺行二十余斤之多，肿胀俱消，痛楚悉除。举家神吾术，其实乃急则治标之计耳，要知此病之水虽行而正气已亏，水留日久而火土伤败，已成为积虚之证，且火即人之元气，必得脾脏元阳恢复而后可保其万全。

处方：制附片钱半，制川朴七分，米泔水浸苍术七分，炮姜五分，漂白术一钱，茯苓四钱，陈皮钱半，宋半夏三钱。

药后诸恙安和，一切行动如常，8月4日再付以两方：一为参桔汤益气和胃，一为香砂六君丸调气培元，常服之乃臻康复。查本病之治疗必须慎审和周密，急迫则垂危之命告竭，迁缓则汹涌之势已临，攻既不宜泻又不胜，非默然旋转气化之力难以起死，故本方纯粹以调气为旨，宜理表里内外症结之所，在不惊不扰收效于谈笑之间者，即此理焉。

二十、
陆麟生类中

陆麟生浙江杭州人也，寓襄阳南路敦和里。时当初夏暴热，形丰而肝旺，胃强而脾弱，因燥动火，痰随火升，猝然眩仆，神识昏迷，检云血管爆断，举家相对啜泣。后招余诊，切其脉弦劲而滑，闻其息欲透而窒，舌垢而面油，体僵而肢废，食因痰裹，痰以火升，中气既亏，枢机被阻，乃致呼吸闷塞、二便俱闭，因取息风、豁痰、平肝之旨以治之，冀其痰利、气通、火降、神清耳。当时为4月6日，处方以羚羊角、石决明、桑叶、丹皮、杭菊、钩勾清肝热、息肝风，浮石、胆星、竹沥夏咸降化痰，蒌皮、黑栀、车前导火下行，桑枝、指迷茯苓丸通络化痰。翌日，痰吐胶韧，咯声甚响，痰利气透之证；粪色紫酱，溲行热赤，火降热下之证。佳象也，神清肢动将不远矣。去羚羊、萎皮、茯苓丸，加秦艽、磁石。8日，神识时清时昏，右肢渐得蠕动，方药无甚出入，加竹黄以清络痰。10日，神识已清，渐能说二三语，好在连日痰利垢下，清窍、浊窍俱得宣通，故得除病较捷，改桑叶、丹皮、竹黄，加煅礞石、黛灯心以逐痰清心。至13日，处方已由标转本，良以病去阴伤、邪恋体乏，方用鲜斛、洋参、天冬、川贝清热生津，僵蚕、竹沥夏泄风化痰，梨皮、芦根甘凉生液。17日，舌津已润，吞咽亦利，可见气化升降之机已复。惟加焙全蝎八分，丝瓜络三钱，干菖蒲六分，以息风、宣窍、通络而已。嗣后调理，方无大出入。按：此乃类中也，每多火气痰合而成病，当随其所受而应之，乃为上乘。若固执偏见，拘守成例，殊非计也。前人谓"尽信书则不如无书"，即是说明万事有自然的征象，未可固执陈见而妨碍事实之表达也。

二十一、
羊癫疯治法

羊癫风，痫疾也，不外乎肝火挟痰上扰，徒使清升浊降之道闭塞而为病也。对于治法，急则宣清窍、降痰浊，如紫菀、杏仁、枳壳、郁金、竹沥夏、陈胆星；缓则平肝火、利痰滞，如紫贝齿、煅石决、杭菊、钩勾、橘皮红、竹沥。

其他治法有：①隔三四日服玉枢丹末五厘或一分；②常煮陈海蜇大荸荠汤服之；③每日饮白马乳一茶杯，此乃宣窍、化痰、通垢之计也。

必须认识到对顽强之病治用峻药，仅能折一时之威，而不能绝永久之患，欲求杜绝根株，非宗先哲徐洄溪急药缓用法不易图功也。苟能平日防微杜渐，则病根自无滋长之力而得由渐化解矣。延安东路 925 弄 17 号陆永翰女，仅此一子名景岳，起自有生以来痉厥，月必数次，经其平日能照法治疗，至今亦已多年不发矣。

二十二、
王绍华冲疝厥疝

1958 年 2 月 2 日，王绍华君诊。病已七日，口干腻，舌苔白，头胀晕而形寒，外感之证也；咳吐痰韧，便秘溲少，里热之象也。腹前自脐至会阴、腹后自腰至长强昼夜痛楚不宁，系督、任虚而引起冲疝与厥疝类之病，《内经》言："督任为病，少腹上冲心而痛，不得前后，为冲疝，其脉之至也，大而虚，积气在腹中，有厥气，名曰厥疝。"上则因痰气不利而作呃肋胀，下则因气阻络而腿筋引痛。故入手用苏梗、蒺藜、前胡以解寒，紫菀、杏仁、枳壳以宣肺，青皮、木香、白芥子以行气，曲、楂、卜子以导滞，苓、泻以利湿。3日复诊，形寒已解而腹中水声气胀依然，腿不能稍动，又不能着手，是时既防其积气窜扰，又虑其瘀结成痈，乃于前方中去苏梗、蒺藜、紫菀、芥子、青皮、木香、楂、曲、卜子、苓、泻，加银红二藤、赤芍以清热解毒，杏泥、土贝润肠消肿，瓜络、青葱行气通络。其时经化验白血球有一万九千七百（白细胞计数 $19.7×10^9$/L）之多，闻悉之下，惊忧交集，愈以入院手术为急，奈病者谓曹老诊后已非前数日之情况，自觉病势转松，坚执不去，依服前方。继再复验，则白血球已减至一万零一百（白细胞计数 $10.1×10^9$/L）矣，一日之中仅相隔一煎时耳，何转变之速耶？如此四日腹痛连腿之势大减，惟少腹、腰脊尚有引痛，便秘三日，小溲热赤，咳痰白韧，表分之病虽解，里蕴之热犹是，仍宜宣清窍以利痰气，达浊窍以下热垢。于方内加入六曲、卜子、保和丸以化滞，枳壳、青皮宽胸疏气，萆薢分利湿热。6日复方云："腹、腰、眠、食、便溺均好，惟寐中略有咳耳。"乃付以马勃、土贝清消内部之余肿，青皮、木香、枳壳、佛手调气和络，忍冬、茅根、萆薢、滑石涤凝聚之余热，狗脊以恢复劳乏，杏仁、瓜子以润肺止咳。休养半月得健复。总括本病肝火旺，痰湿重，气分弱，在本则下元亏损而不胜劳乏，在标则受寒阻气、积食蒸痰，遂使表、里、上、下、内、外宣通之气尽遭之淤塞不通而酿成剧变，危哉！凡治此种病，看得浅易于误事，看得重足以偾事，入手先看求其通，为吾治百病而得左右逢源之要诀也。

二十三、
粪色之验别

脾弱运迟者，粪下频多，先干后溏，甚至轻浮如黏浆，且其色淡黄或灰绿色、青菜色，其质轻，大都浮在水面，仅见腐烂样而已。若肠胃健全者，可下者则干结成条，因其肠胃蒸腐蠕动之力甚强，所以质纯量重。人之一身营养全系于胃肠之能否吸收充分，古人食物三烂之说，即煮烂、嚼烂、消化得烂，此亦补助病体运迟之法也。

二十四、
放大镜日光敛疮

　　黄渡蒋万顺之孩右臂以流注而溃孔者七八枚，家人忧之，谓延久不敛，将成骨痨。余曰："诚然，此内损之病也。"给以归身、白芍、元参、首乌、党参、玉竹之类以补养气血，并嘱之其食物亦须富有营养者，且告以可取阅书用、碗口大之放大镜，对疮口于轻度之日光下照之，每日照二三次，每次五六分钟，以至十分钟，常照勿辍。隔半月欣然来告曰，姑妄试之，一臂将次收功矣。继闻同学程少甫之孙手背冻疮肿，经开刀后西医天天换药，以棉花填疮口，历经两月有余，病者痛苦，面色苍白，然其母以忧愁而少寐心荡因诊，其附带问曰："先生能使完口乎？"余曰："易哉！"亦嘱之其如法在日光下照之，不及半月即见收功，此紫外线之能杀菌和血、促进肉芽生长之力也。

二十五、
首乌膏治脏躁

　　淘砂场27弄7号任妇产后三月，诸病兼发，百计劝慰，终日郁闷，啼啼哭哭，但求速死以解痛苦，循其友之请往诊之。病者拒曰："吾一身尽是病，从何治起？"坚不就诊，不服药。婉转询之再三，便屈指数各病不已，吾乃告以只将其中一个病治好，则百病全无，既要医而不要药，可到某处购糖茶服之，便可霍然而愈。病者笑且谢之。时余在武定路香草卢药铺设诊，因嘱之该铺将首乌膏内加冰糖制作，嘱其间日用甘麦大枣汤或生脉散煎汤冲服。积服之下，百病解体，至今尚传颂不已。此病名脏躁，系由血虚体亏、通降失常、多思多虑、心肝不潜所起，而致百病丛生，认真加以辨证施治，即迅起沉疴也。

二十六、

药潭一束

麦冬不去心通胃络，去心养肺阴。

枳壳治高在胸膈，枳实治低主心下。

陈皮治高，青皮治低，尤宜腹侧。

荆芥末醋封肿毒甚效。

白马胫骨煅用，味甘性寒，可代芩、连，中气不足者用之。

巴豆辛温，善去胃中寒湿，荡涤五脏六腑，开通闭塞，得火良。若急治，为水谷道路之剂，去心膜油，生用；若缓治，为消坚磨积之剂，炒烟出，令紫黑色用，可以通肠，可以止泻。

石膏性寒，为阳明经辛凉解热之药，专治热病、喝病、大渴引饮、自汗、头痛、溺涩、便闭、齿浮、面肿之热症。

滑石利窍，上能散表，下利水道，为荡热散湿、通利六腑九窍之专剂。取甘淡之味，以清肺胃之气、下通膀胱也。

大枣古方皆是红枣，生能散表，入补脾，药宜用南枣，甘能益精。

干姜辛热、无毒，或生用；或炮黑用，炮法厚切，铁勺内烈火烧，勿需动，候超面火燃略噀以水，急挑数片转入坛中，勿泄气，候冷则里外通黑而性不烈矣。生则逐寒邪而发表，胸满、咳逆上气、风寒湿痹宜之；炮则治胃冷而守中、温中、止血，肠澼下利宜之。多用则耗散元气、辛以散之，是壮火食气也；少用则收摄虚阳、温以顺之，是少火生气也。凡血虚发热、产后大热，须炮黑用之，有血脱色白、夭然无泽、脉濡者，宜干姜之辛温以益血，乃热因热用，从治之法也。入肺利气，入肾燥湿，入肝引血，药生血于亡血家，有破宿生新、阳生阴长之义，如遇用凉药血不止，脉反紧张者，乃阳亏阴无所附，加用炮姜、炙草可矣，阴虚有热，血热妄行者勿用，以其散气走血也。

麻黄留节，发中有收。

苦杏留尖取其散，留皮取其涩。

闹阳花有行气止痛性。

茜草煎汁和蜜，可治小儿软骨病，即麻痹症也。

二十七、
刘仁昌肺空洞治愈

刘仁昌者新亚药厂工友，自诉肺病久矣。经西医诊查有空洞，见其形体尚可，惟肋次引痛，攻之则病缠日久，补之又积病未清，令以迂缓之药而治此迂缓之病，将以何日奏绩耶？且曰西医法用之已多矣，药虽苦口，迄未得效，况复休养多时，言下有忧色，因忆往岁治钱杏初哑劳法，有至理、有精义，当循此法用之，以观后效。付以神术三妙散，用云母石粉一钱半，以包围脉中腐蚀之四围而管制之，合欢皮粉三钱以和血止痛长肉，水飞真珠母粉钱半益阴生肌，每服三分，日服五次。计服五剂后，用强肺散以川贝母三钱六分润肺，飞中白三钱六分止腐，蜜百部（原文无计量）杀虫，蜜马兜铃一钱清肺，天冬五钱养肺，白及六分补肺，象牙屑①六分生肺，共研细末，每服五分，日五次，温水送下。今春在防痨医院复照谓无空洞，夏季因工作甚忙，心中惴惴，意恐旧疤反溃，乃再检查，依然无恙。即此一端中药，再经科学整理，肯定可奏奇迹。最近，病者每与同伴言："曹老是中医师，慎重告戒宜节欲，屏躁怒，忌饮食之辛辣，吸新鲜之空气，慎寒暖，去忧虑，对于病体上之休养确能配合中西医疗法帮助实多。"语中寓无穷感念之意。

二十八、
梁姓妇怀孕跌伤

诊客梁申明者，忽于子夜冲门求治，谓其爱人在二楼与群儿语，失足坠梯下，腰痛难动，乞伤科治疗，虑其怀孕，先生往视定有辨法。感其诚，赶制二三五集益丹。

（1）二层散：川乌尖、草乌、生半夏、生南星、荜茇各二钱半，蟾酥二钱，胡椒、细辛各五钱，研末。

（2）三层散：紫荆皮五两，独活三两，石菖蒲（包）

---

① 现已禁用。

三两五钱，赤芍二两，白芷一两，研末。

（3）五层散：乳香一两，麻黄一两，自然铜一钱，土鳖一钱，没药一两，马钱子一两，研末。

分装各瓶，待需要时按情酌量用之，以绍酒调敷二层散，功在定痛，三层散力在和血，五层散效在祛伤，总合效能止痛、和血、祛伤，惟药性狠毒，只能外敷，不可入口，用者注意。搽后肌肤如有刺激反应可随个人感性之高下，酌用白面粉和搽之。

二十九、
附子干姜性散守

附子走而不守，用其浓煎汁滴纸上便化开，得干姜同煎即守而不走，若炮姜则不效。

三十、
喻昌治湿大法

治医大法之原理与用药之主旨，喻昌言之最切动人，以人身阳盛则轻矫，湿盛则重着，乃至人身重如山，百脉痛楚不能转侧，而此时不用附子回阳胜湿更欲何待？在表之湿其有可汗者，用附子合桂枝汤以驱之外出；在里之湿其有可下者，用附子合细辛、大黄以驱之下出；在中之湿则用附子合白术以温中而治湿。寥寥数语，其法尽矣！若仅以某药治某病而不识病之始末，药之策应，等于老媪传单方，何足尚耶！

三十一、
真头痛冷热之研究

古人论真头痛者，全脑连齿皆痛，手足寒至节者，旦发夕死，治法急每予黑锡丹，灸百会穴，猛进参、附或可得生。吾治安远路施阿征，明明是真头痛，手足寒至节者，旦发夕死之证，急与当归龙荟丸一钱，煎汤点滴而下，历十余时始恍然梦觉，云："头不痛矣。"一热一寒，何治之相反耶？就所诊之由来，二便俱闭，唇舌干绛，头额全部筋绽而粗，胸膺一块灼手而热，确是热证之炎感痛剧而致垂绝、阳气上越，当然手足亦有寒至节之现象。就此病情而论，热剂不相宜，大剂寒凉亦属危害。吾治病喜师太极拳法，自身绝不肯轻用丝毫力量，全在人家力量上默运旋转之以起生死也。君不见《伤寒论》"少阴病，厥逆无脉，白通加猪胆汁汤主之，脉暴出者死，微续者生"之意乎？"暴出、微续"四字即是救此种病之生死着眼处。所谓火得熄些，使得生机灵活一些，阴气亦回复一些，逐步逐步阳消阴长，逐步逐步剥极而复，在病势危急存亡之时，必须顾到脏器之生机、津液之周流、脉络之通塞、骨骼之屈曲。在在均宜精切体会、细心嘱咐，稍有一不慎，不特阻碍生机，便易酿成后遗之患，子病后一无痼疾，乃能行动如常，回味之下不寒而栗。

三十二、
失眠症之研究

人之记性皆在于脑，外见一形必有印象留于脑中。所以记忆往事，必凝神闭目使集中而思索之，盖以脑为元神之府也。心生血，一身血液之流行系于心力运行而转输，脑与心息息相关之重要如此，故脑之动作愈多与心之转输工作亦愈繁。古人言："静则阴生，劳则阳张。"故药物静则凉、动则热，心与脑亦复如是。心脑烦劳过甚果易阳浮火升，更易引动肝木之火上乘，烁及肺胃之液以成痰。痰火阻痹则清升浊降之道亦失于神明扰乱，多梦纷纭，脑胀心烦，睡眠不宁。医经云："阳气尽、阴气盛则目瞑，是瞑本乎阴，神安则寐，神躁则不寐。"《素问》治目瞑之大纲："补不足泻有余，通营卫之道，祛有形之邪。"考失眠之因不一，遗精失眠、思虑失眠、虚烦失眠、心悸失眠、胆虚失眠、血衰失眠、阴虚失眠、水气失眠、痰火失眠，各有其因，各有其治。而近年来失眠症大都由痰火、心悸、血虚之合病者最多，甚为难治，往往百药鲜效，甚至麻醉药亦不灵，核其病因在乎：①胃气不和，痰火阻痹，心神不安；②虚弱事烦，强任艰巨，踌躇恐惧；③肝阴过亏，肝火内炽，血不归肝。上述三种失眠原因尽在临诊时审查周密，往往见患失眠症者，短者为数月或经年，长者有二三年至四五年不等，痛苦不堪，兹将研究所得具体治疗方法列后：

（1）胃气不和，痰火阻痹，心神不安者：北秫米四钱（包），炒枣仁三钱，芦根一两，盐半夏三钱，远志肉钱半，竹沥一两，抱木神四钱，新会皮钱半，黛灯心五分，生谷芽五钱。

（2）虚弱事烦，虽任艰巨，踌躇恐惧者：制首乌五钱，炙龟板五钱，抱木神五钱，黑元参三钱，煅牡蛎一两，连翘三钱，白芍三钱（盐水炒），炙鳖甲五钱，白灯心五分。

（3）肝阴过亏，木火内炽，血不归肝者：上川连五分，全瓜蒌五钱，煅石决明一两，黑元参五钱，料豆衣五钱，杭菊二钱，粉丹皮三钱，生紫贝齿一两，白芍三钱，盐半夏三钱，焦山栀三钱。

附要诀：当归龙荟丸早服五分至七分；万氏牛黄清心丸半丸至一丸，晚间开水化服。照此早晚配合用之，能清脑热、止头痛、化痰火、消恶梦，能使睡眠安稳，通宵达旦，病者均颔首称快，累用有效。查该二丸药性，既非重镇又非麻醉，纵使久病者亦能奏效。

三十三、
老年人之肠结

徐东仁之老母，年逾八旬高龄，又溧阳路124弄3号之老太，均血虚气弱，大肠蠕动无力，艰于更衣，殊苦之。乃付以一方：炙黄芪、陈皮补中行气，油当归、麻仁泥养血润肠，蜂蜜滋养。老年人服之最宜。

后于1958年5月29日，张舜老招急诊。见其神色颓唐，谵声低弱，最可惧者躁烦不宁，腹痛气急，频频登厕不已，肛门热痛作胀而坠，断粪横积肛内不解则肛坠，解则肛痛，年已八十二。用药重则不胜，轻则无效，肺与大肠相表里，法当上滋肺阴、下润大肠。乃以金斛、元参增胃液，花粉、知母清肺热，黑栀、连翘解热，麻仁、杏仁润滑，芦根、六一散清湿热，枳壳、鸡金宽中助运。嘱其空腹徐服，外用凡士林、秋毫散搽肛门止痛，竟一诊而解八日之苦。遇此类病用药在轻重缓急之间，必须慎之又慎。另有补血润肠方：柏子仁泥五钱，淡苁蓉三钱共煎服之，大能养血液、润广肠。此等病最忌用泻药而重损津液也。或伴以天冬二钱，煎汤调川贝粉服之，也可润下，所谓清肺即是润肠，且寓肺与大肠相表里而本水出高源之旨也。

三十四、
万病惟求一通吾见之起源

古言"人身以通为补"，良有意焉。卫行脉外而主气，营行脉中而主血。凡全体手足六经、八脉奇经、十五大络、一身孙络贯乎脏腑之内，运于躯壳之中，连续贯通为之道，恪以传变周流。又曰："上焦主纳，中焦主腐化，而下焦主济泌。"《经》曰："上焦如雾，中焦如沤，下焦如渎。"此乃自上而中、自中而下表达自然之通调也。及病则有中上、中下之分：中上者，上焦、中焦不和也；中下者，下焦、中焦不和也。中下不和其病缓，中上不和其病急。故吾曰："万病惟求一通。"

1. 特将病之求通作用并病之应通方法及用药意义详为分析

言之形寒肌肤起粟粒者，胸闷鼻塞乃表未通。于法当升之、散之、汗之。

舌苔垢腻，烦懊泛恶，胸次饱闷者，乃上焦壅塞为病。于法当宣之、吐之，越出其在高之邪。

脘腹部或糟、或胀、或满，中宫郁阻不通。于法轻则消而导之，重则攻而下之。

病在卫分者，清者化而为浊，行者阻而不通，表失护卫而不和，里失荣卫而弗顺，于法宜理之、顺之，周流一身之气血升降出入之机。

病在营分，蓄血在上则善忘，蓄血在下则癫狂，跌仆损伤则瘀恶凝聚。于法宜宣通以畅其出入升降、濡润之能。

病之在风者，善行而数变。治之宜清热以化痰，养血以祛风，理气以通络。

病之在暑者，有伤暑、阻食、纳凉、受冷，宜解暑透表以达邪滞。

病之在寒者，有中于表、有中于里，宜寒、宜温以散寒通畅。

病之在湿者，在上在里，在表在下，宜发汗、宜渗泄；挟风者解肌，挟寒者温散。

病之在燥者，烁涩蒸痰，痰黏咽逆，法宜清润以豁痰利咽。

病在火者，诸病之中火者为多，以及一切郁热为病，宜使荣卫中和、经脉调畅。

病在痰者，有嗜酒而成，有喜食而成，宜治气，气顺则一身津液亦随气而行，气通则痰化。病之痞积，六郁不宣，气血凝结，宜行气以消导之。

2. 今再以药之治通法约略述之

伤风郁火在表者，轻则杏苏饮，重则九味羌活汤。

温邪内郁者，轻则银翘散，重则葱豉汤。

宿垢之积伏者，实则三承气汤，虚则增液承气汤。

风邪之内痹者，解散则宜老天麻丸，通络则活络丹。

寒邪之为病者，在表则麻黄汤，在里则四逆汤。

暑邪之积者，急则黄连香薷饮，缓则甘露消毒丹。

湿邪之内侵者，重则五苓散，轻则五皮饮。

火之内炽者，外解则白虎汤，通里则凉膈散。

痰之凝结者，浅则涤痰汤，深则礞石滚痰丸。

余如噎膈之阻碍，深则参茯膏，浅则半夏汤。

臂痛之痰阻，浅则指迷茯苓丸，深则控涎丹。

淋浊之点滴，重则八正散，轻则琥珀散。

脚气之痹阻，湿则神效槟榔散，干则活血丹。

以上所列，仅为举偶之意，其实求通之法直截者尽人皆知，间接者往往忽之。古人治病之法甚多，左病取右，右病取左，下病取上，上病取下，急者缓之，缓者急之，无非在因应得宜之中求通而已。

3. 其他外用之通邪外达法

凡痧疹隐缩，芫荽子、樱桃子、棉纱线、西河柳，煎焗肌表，可以透达。

凡寒热病胸口闷塞，牛蒡子、苏叶、猪牙皂、干菖蒲，煎焗胸次，可透疹。

羊毛痧之闷躁热，高粱酒拌面粉如团子，可在胸次反复滚转，能拔出羊毛。

肚腹气痛如绞，醋炒香附或炒麸皮或炒热盐熨肚腹，可止痛行气消积。

腰骨脊风湿痛，苏叶、防风、蚕沙、羌活，煎汤热布绞焗。

损伤骨痛，王不留行、落得打、乳香、没药、苏木、木瓜，煎汤热焗或研末热酒调敷，可行血定痛。

妇女行经腹痛，香附、苏木、桃仁泥，酒炒布包熨之，能止痛行经。

小儿积聚腹痛，皮硝包扎在肚脐上，可通导积滞。

无端发厥，针刺十宣穴能苏醒，刺少商穴出血，定小儿急惊风，泄肺气也。

中风痰闭或痧气闷塞，或小便气闭得嚏即通。

连热不解,清泄即减。

总和上述经验,表不通则里不达,气不畅则血不行,风不散则寒不解,热不泄则痰不化,通之为用大矣哉。《吕氏春秋》谓诸病皆由气的郁滞而生,即是说明气能支配人之生命与疾病,人于风、寒、暑、湿、燥、火、气血、痰食而致病者,系于气血之通塞与转变。所以气通则健,气郁则病,吾故曰:"万病惟求一通。"

附一　救急便览

夏季贪凉及食物不慎，最易上吐下泻，病名霍乱，来势极快。或恐医药不便，因拟治法五种，并附加减法及外治法，为一时救急之计。若能认清症状，按方照服，必有大效。

霍乱之轻者，上吐下泻，或腹痛，或寒热，舌苔白者，在初起之时，宜服此方：广藿梗三钱，淡吴萸三分，建曲四钱，苏梗二钱，姜半夏二钱至三钱，煨木香一钱至钱半，制川朴七分至一钱，炒枳壳一钱半，车前子四钱（包煎）。另用玉枢丹四分或三分或五分，研末入生姜汁三滴。如口渴甚，去川朴、吴萸、苏梗；如闻药气即吐，去木香、藿梗，于方内加代赭石五钱（煅）；如恶心不已，舌苔黄者，可加上川连四分（姜制），苏叶一钱；如腹痛，按之更痛，泻下极臭，舌垢者，须去吴萸加楂炭三钱，槟榔一钱半；如便泻不停，加煨葛根钱半，白术三钱，泽泻三钱。

霍乱之全是属热者，舌灰腻或深黄，质边紫红，心中如烧，小溲短赤，水泻极臭极黄，脉重按数而有力者，宜服此方：上川连七分（姜水炒），焦扁豆三钱，赤芍三钱，枳壳二钱，淡芩一钱半（酒炒），银花炭二钱，猪苓二钱，大腹皮三钱，粉葛根一钱半，六曲四钱，泽泻三钱，莱菔子三钱，地浆水煎药（掘地三尺，入河水、井水各一半，搅和澄清，煎药）；再服红灵丹一分或二分，开水化服。如热极者，行军散一分，开水化服。

霍乱之全是属寒者，呕吐清水，泻下亦清水，肢冷自汗，喜饮热汤，脉细舌白，病未大危者，宜服此方：桂枝七分，白术二钱，煨木香钱半，乌药二钱，淡吴萸四分，煨草果钱半，车前子四钱（绢包），焦麦芽六钱（绢包），灶心土二两（煎浓澄清，以汤代水）。一方有干姜炭五分或七分，焦建曲四钱（包），乌药二钱。如泻不止，再服肉桂四至五分，去皮剉末，面粉和丸，用开水送吞；如手脚有转筋之状，加淡木瓜钱半。

寒霍乱病重元气欲脱者，吐泻不已，冷汗肢冷，脉细软或模糊不显，目陷音低，形肉消夺，舌白，指四罗缩陷，顷刻可危者，宜服此方：高丽参钱半或二三钱，上肉桂四分或五六分，煅牡蛎一两，车前子五钱（绢包），生于术三钱或四钱，公丁香四五分（后下），煅龙骨七钱，来复丹一钱或钱半，制附子二钱或三钱，淡吴萸四分或五分。浓煎冷服。

热霍乱病危，元气欲脱者，目眶低陷，音低而哑，形脱汗多，指罗缩陷，大渴欲恣饮，烦躁无寐，脉数无序，舌黄或灰或腻，唇燥齿干，甚至一身全冷，心中大热，顷刻可危者，宜服此方：西洋参钱半或二三钱，煅牡蛎一两，焦扁豆三钱，车前子四钱（绢包），麦冬二钱（去心），茯神五钱，白术三钱，通草一钱，北五味三分，细生地四钱，浮小麦二两（炒）。如舌灰垢厚者，去北五味、细生地；如舌干红少津者，另用干藿斛三钱或四钱，浓煎代茶。

以上五方：一，轻证；二，热证；三，寒证；四，寒证传入三阴病至元气欲脱；五，热证传入三阴病至元气欲脱。必须认清见证方能药到病除，若有疏忽生死反掌。

下附妇孺说：如有孕之妇，不可闻痧药、吃痧药，及闻飞龙夺命丹；如有孕之妇，不可服玉枢丹、红灵丹、辟瘟丹、行军散、来复丹等丸散；如有孕之妇，药中不可用附子、肉桂、赤芍、车前子、槟榔、枳实、桂枝、丁香、草果等味；如有孕之妇，外治方如膏药、末药，均不可放在脐上；如有孕之妇，实在腹痛作泻，葱头、生姜、食盐尚可炒热布包熨之；如小儿病霍乱，与大人同，惟分量须减轻十分之五或十分之六七。

夏天免病法：少吃过凉之味，少吃油腻，少吃难化之物，少吃糖食，忌水果油腻同吃，不可露天睡着，切不可背后受风，不可夜卧贪凉，一遇不适即宜忍饿不食。

附：内外切要治法

凡病初起，即宜刮痧提痧，如绞肠腹痛并宜戳痧；胸膈闷塞，第一要紧闻痧药、吃痧药；泻下如清水不臭不热者，用回生至宝丹姜汁调和，置脐上以大号暖脐膏贴之，外用生姜、葱头炒极热熨之；腹痛或吐泻，用生明矾如绿豆大者，开水吞七粒或九粒，再以青木香到末，开水下一钱；痧气病，忌谷食；一腹痛吐泻，玉枢丹开水下四五分，如呕吐甚，入生姜汁三滴；吐泻均热心中亦热，须服红灵丹一二分或与玉枢丹同化服；心中热极者，可服行军散一分，甚至二分；如闷塞至甚，闻痧药无嚏者，可闻飞龙夺命丹，此系痧症药并非外科方；腹痛如绞，可服辟瘟丹一块，甚至块半或两块；手脚转筋，用桂枝一两，附子二两，辣蓼草三两，木瓜一两，酒水浓煎，用手巾浸药汁内，绞干，手脚同时起熁，愈热愈妙，顷刻不停手，以期转暖回阳；手脚转筋，或用高粱酒、樟脑搅和隔滚水炖温，用头发团醮蘸之摩擦；胸次闷塞，用高粱拌飞面，作团子式样摩擦胸脘；病愈后，须忌口，各事当心。

一、
曹氏医术医史概况

我家籍安徽歙县，约在十世祖即迁居姑苏，以医为业。高祖时仅重视外科，迄锦涛云洲公始内、外科并重，旁及妇、幼等科。逮我伯祖智涵沧洲公，医学尤为精湛，且为人谦虚和蔼。曾应清王室之召，赴京为同治、光绪二帝诊病，因获有御医称号。曾和当时名御医陈莲舫氏会诊，诊治同治帝之梅毒疾患。当时以此病传自广东，故名之为广疮，奏称系湿毒所酿成。"梅毒"二字，对于帝王是讳言的，犯之立即获罪。此案余幼年曾阅读过，惜此会诊方案共有多册，业已遗失。

我父继承家学，受伯祖沧洲公之亲炙，初行医于姑苏。

约在 1919 年，岁在庚申季夏，吴中大疫，旋发旋死，比户皆然，医者虽废寝忘食，尽力设法，莫能及也。后经沧洲公、两位伯父和我父日夜研究，反复商讨，认为本病由于是年气候应热反凉，雨水连绵不已，交秋后气候又转酷热，致寒热相争，气化乖戾，症情初则气闭，继则血凝而为肢冷脉伏。病势凶险已极，刻不容缓，即拟订出《救急便览》一书，大量付印，广为散发，冀能济燃眉之急。处方完全以宣窍通气、温行血脉之味，因而获得细微成效，得以还生者甚多。试思，在当时缺乏时疫医院、预防措施、抢救药品等情况下而能有此成绩，确非易事，非具有仁心仁术者曷克臻此。沧洲公之医名，因而大噪。

沧洲公在临诊时，常常以"行医必须具有医德""问诊时不厌其详""切忌粗枝大叶，玩忽人命"等语谆谆告诫后人。并遗有一联，以示后辈："蔬食布衣延祖业，读书谈道继家声。"沧洲公的医学尚传有三位伯父，南笙、辅候、融甫等，均已在年前先后作古，尚有昆季两人均在外地行医。

我父医学亦传自伯祖父，所读之书亦遵伯祖指定各种经典著作。暇时辄喜浏览《临证指南》《柳选四家医案》《张氏医通》等书，以解决疑难症候，恒至深夜不辍。

我父喜轻药重用，取轻可去实之意。又特别重视配伍，药味组织、立方有条不紊，故处方用药都很平淡，但每获良效。在蛰藏之令开补方时，反对专事蛮补，每每间以疏和之品，取疏以寓补、补以寓疏之意也，以免碍痰滞气。

我父每遇急病，往往能生巧思。今举两例以证实之：

（1）王姓工人在某年夏季，徒患癃闭，小便点滴不通，服一切通利之味均未见效。腹胀至甚，痛苦万状，当时又无导尿之法，来求诊治。不得已令嗅卧龙丹取嚏，连得数嚏，溲下如注，其病若失。并告我曰："汝莫惊奇，此物理疗法也。譬如壶茗满盛，口气闭塞，点滴不利，仅须将盖揭开，水即自出矣。亦即丹溪所谓'将欲降之，必先升之'之意也。"

（2）范姓之女，自楼跌仆下坠，狂妄躁语，与饮饮吐，得食食呕，历五昼夜，医药罔效。切脉错乱无定，外既不伤于风寒，内亦无病于痰滞，筋骨肌肉亦无重伤，实因身躯经颠倒重震之后，浊气反上、清气下陷之故。姑采镇胃降浊法治之，乃取独味煅代赭石五两，煎汤三大碗，每隔十分钟，饮五六小匙，饮未及半，呕吐止，病亦霍然。又告我曰："此系胃部受震动之后，致胃腑稍有扭转，遂致清浊混淆，故借重镇之味，大剂煎汤，频频徐服之，俾使扭转之胃部借重镇之力渐次复位，亦和伤科用手术复扭转之胃有异曲同工之妙。"

新中国成立后，党重视中医学，号召中医参加医院工作，为广大人民群众服务。我父积极响应，担任了邮电医院、江南造船厂、第三人民医院顾问之职。1956年又被聘为上海市中医文献研究馆馆员，并连续荣获五届上海市静安区人民代表，全心全意为人民服务，并贡献出多年治疗如九窍出血、温热性哮喘、冠心病、乳糜尿等的临床经验。

他对于治疗温热性哮喘时以宣通为旨，确定其以蕴热蒸痰、风鼓痰涌为目标，治疗当以泄风去热、平气降痰为旨，并应用表、攻、补三法，配有四十一法、八十一法等粉剂成药，服用便捷，效果亦佳。当时在雷允上国药号可以凭方配到，深得病员之信任。

我父行医60年，以"通"字为唯一治病之宗旨。他有"万病惟求一通"之口号，并著有《万病惟求一通》之论著，俟整理就绪，当再供献出来，就有道而正也。

父亲告示我曰："我一生治病主通之机要有三：一曰应机，在于祛邪以求通，调和营卫，流通气血；二曰宣化，在于疏调以求通，协调升降，沟通三焦；三曰调摄，在于调理以求通，培脾益肾，疏补交融。三者可汇通于一方之中，亦可按轻重分别采用之。"

我父在苏时曾遇到一和尚，他精通针灸，当时认为是奇遇，即向他求教，他不要学费，仅爱应时花木，如梅、兰、荷、牡丹、菊花等，须按季成担送去。三年后毕业，传给我父手草针灸书一册及木制铜人一具（约有三岁儿童大小），全身遍画经络及穴位，左手足均能伸屈自如。我父对我说："此铜人及针灸手抄本可以说是传家宝，好好收藏之。此项学术为我家缺科，你必须认真学习以抵于成。此为我习针灸的开端。"

寿民于十岁有半，随父迁居上海居住、开业，我即随父学针灸及内科。萧仁修、殷纪恩、承淡安、张再梁几位均先后教我学习针灸。迄新中国成立初期，又从周老师学习金针及推拿，亦从杨永璇、党波平、顾坤一学习针灸，我还经常向顾老师请教关于针灸方面的问题，并蒙惠借海内孤本针灸书籍参考以提高我的学识。

我于1955年进入静安区中心医院，成为一名针灸科医生，直至退休。此我家行医之概况也。

曹寿民述

1981 年 5 月 17 日

编者注：

1.曹寿民（1909—1986），字君健，男，苏州市人。自幼随父曹惕寅学医。1952年起，重点研究针灸学，并先后任职于宏仁医院、江宁路门诊部、上海市第二劳工医院、静安区中心医院，同时兼任第一妇婴保健医院、静安区医院、精神病防治院等顾问医师，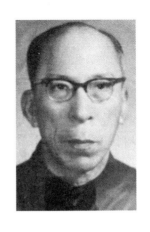为中医学会针灸学会委员、农工民主党党员。1956年和1960年被评为市、区文教先进工作者。1981年被聘任为重建的上海市中医文献馆馆员。曹寿民从事中医内科、针灸临床60年，悉心钻研医疗和针灸技术，对针灸学有较深的造诣。经过他的努力，成功地使用针灸治疗阑尾炎，还在皮内针的基础上创造了埋针等疗法，并研制多种新型针灸用针、仪器、技术，如皮内留针术（有圈针、毫针）、按经络系统在首尾穴留针运针得气呼应疗法、电针疗法、药条循穴位定位灸法。他悉心于针灸操作的改革，在治疗疾病中做到手法轻、行针细、进针不痛，深受病家欢迎。曹寿民在晚年还尝试将针灸、火罐、中医药、推拿、气功、导引术融会，按照中医内科和经络学说理论，依循人体病理和经络系统穴位分布进行综合治疗，取得一定成效，为中医、针灸界所推崇，所憾子女均未继承祖业。

2. 20 世纪 50～60 年代，曹惕寅先生主要的医学传承有上海市中医文献研究馆之黄少堂、王秀娟、林功铮、郭天玲；上海市卫生局中医系统之戴兰芬、周铁罗、周维诚、余雅文、陆海凤。

二、
曹沧洲先生医学经验简介

曹沧洲先生（1849—1931），名元恒，字智涵，晚号兰雪老人，又号兰叟，江苏吴县人，居苏城阊门内西街，世传内外科而又精于内科。曹氏数代行医，医德冠吴中，至先生而道大行，声望益隆。

先生幼承庭训，上溯轩岐，近及叶（天士）、薛（生白）、吴（鞠通）、王（孟英）诸家，才富识博，故辨证精审，立法谨严，处方灵巧，历治内外各症，多着奇验。诊暇好学，手批医籍多种，如《素灵类纂》《徐洄溪医案》等；参校刊行者，有《叶氏医案存真》《尤在泾静香楼医案》，复有先贤遗著如《叶选医衡》及《温热论笺正》等，皆为先生加序弁首而刊行者；专著有《霍乱救急便览》及《戒烟有效无弊法》两种。其《内外科医案》两卷为门弟子屠锡淇所编，曾刊印行世；又有《内科医案》两集，为小门人雪帆辑录，尚未梓行。

清季光绪丁未（1907），与青浦陈莲舫同被征召入京，诊治清帝疾，翌年因病告归，即谢绝诊事，颐养天年，卒于1931年，享寿83岁。子南笙、辅候、融甫，侄惕寅及孙辈皆承其业，至今不替，桃李盈门，曹氏之流泽长矣。

（一）辨证论治之法度

1. 治疗温热病之经验

温病初期，曹氏认为在内之温邪欲发，在外之新邪又加，治疗方针当以透达表邪为先，又须参以宣泄肺胃、疏畅中宫，则表分得以肃清，而内蕴之邪滞亦化。尤其在温邪初起，立方遣药，审慎周详，证必分清，方必细切，如使用豆豉，必舌转黄苔，乃与山栀同用。迨至病入后期，邪郁化燥，劫烁津液，阴气耗伤，热邪内陷，则用药宜于在祛邪泄热之中，更当参以养阴扶正为要，使邪退而正气不伤，方有生机。兹举医案两例于下：

例1：杨左。伏邪病已延四候，阴损在先，无力托邪外达，音低语少，红瘔初布，气弱胸闷，头晕口干，不恣饮，便闭，脐下结硬如块，痰腻而厚，口糜遍满，正不敌邪，厥脱堪虞，强挽颇不易易。

西洋参三钱（生切，另煎，代茶），原生地七钱（用蔷薇花露二两浸研绞汁，冲入），鲜霍斛六钱（打），生鳖甲心七钱（打，先煎），生紫贝齿一两五钱（打，先煎），抱木茯神四钱（朱砂拌），桑叶二钱，丹皮二钱，赤芍三钱，白杏仁四钱，带心连翘三钱（朱砂拌），车前子四钱（包），枇杷叶四钱（去毛），白茅根二两（去心）。又因神情烦躁，小溲窒涩不利，加羚羊角七分（镑煎），血珀四分（研末另服）。

另外治焐方：两头尖七钱，川楝子四钱，延胡索四钱，广木香四钱，枳实三钱，莱菔子一两，干菖蒲四钱。布包，河水煎浓，再用布绞，焐脐腹硬结处。

复诊：脉状幸畅，不调渐解，转为弦数，是邪有外达之机；脐下坚结，亦得渐消，口糜大退，舌干糙、质紫绛、少津液，疹瘔满布，较能安寐，病延四候，阴夺在先，邪恋正乏，风波未定，病势尚在险途，勿以小效为恃，姑再勉力图治。

西洋参三钱，京元参四钱，原生地七钱（研，绞汁，冲），鲜霍斛一两（打），生鳖甲一两，生石决明一两，丹皮三钱，赤芍三钱，带心连翘三钱，知母三钱，车前子五钱（包），白杏仁四钱，枇杷叶四钱，芦根尖二两。

例2：吴左。壮热六日，胸闷气急咳逆，脉不畅，温邪郁于肺胃，正在鸱张，勿泛视观之。

淡豆豉三钱，干浮萍一钱五分，前胡一钱五分，牛蒡子三钱，白蒺藜四钱，赤芍三钱，生紫菀一钱五分，白杏仁四钱，枳壳一钱五分，神曲四钱，青皮一钱五分，泽泻三钱，通草七分。

复诊：春温一候，热不解，胸闷，咳嗽气急。宜开泄肺胃，疏畅中宫。

淡豆豉三钱，前胡一钱五分，牛蒡子三钱，赤芍三钱，生紫菀一钱五分，白杏仁四钱，象贝四钱，枳壳一钱五分，六曲四钱，青皮一钱五分，楂炭四钱，莱菔子四钱，佩兰三钱，泽泻三钱。

三诊：春温一候幸解，咳嗽，胸未舒，舌黄，脉数，防余邪反复。

前胡一钱五分，牛蒡子三钱，赤芍三钱，白杏仁四钱，象贝四钱，六曲四钱，楂炭四钱，枳壳一钱五分，青皮一钱五分，米仁四钱，赤苓三钱，泽泻三钱。

四诊：春寒后，天气遽温，劳倦感邪，寒热旬余，脉数。夜则糊语，邪滞蒸热，防化燥昏陷。

淡豆豉三钱，牛蒡子三钱，赤芍三钱，川石斛三钱，象贝四钱，紫菀一钱五分，楂炭四钱，枳壳一钱五分，竹茹三钱，紫贝齿一两，连翘三钱，泽泻三钱，枇杷叶四钱。

五诊：春温病约十二日，夜来热甚，糊语，舌中干黄厚，咳嗽，脉数。痰热邪滞交结，势防昏陷。

淡豆豉三钱，黑山栀三钱，前胡一钱五分，牛蒡子三钱，赤芍三钱，象贝四钱，枳壳一钱五分，竹茹三钱，陈胆星一钱五分，石决明一两，连翘三钱，通草七分，枇杷叶四钱（去毛）。

六诊：春温病十三日，昨汗得腑通，尚是脉数热壮，舌黄垢，仍防化燥昏陷。

淡豆豉三钱，牛蒡子三钱，赤芍三钱，蝉衣七分，杏仁四钱，象贝四钱，枳壳一钱五分，竹茹三钱，胆星一钱五分，紫菀一钱五分，连翘三钱，泽泻三钱，枇杷叶四钱（去毛）。

七诊：春温病十六日，夜咳渐畅，白痦细，午后作寒，界限不清，舌黄，嗜卧，糊语，脉数，正气已乏，邪热痰滞深重，极易变迁，勿忽视之。

干霍斛四钱，淡豆豉三钱，青蒿三钱，前胡一钱五分，牛蒡子三钱，赤芍三钱，石决明一两，天竺黄三钱，胆星一钱五分，枳壳一钱五分，赤苓三钱，泽泻三钱，枇杷叶四钱（去毛）。

八诊：春温病十八日，正虚邪恋，脉数，舌黄，大势渐定，仍易变迁，勿以小效为恃。

青蒿子三钱，牛蒡子一钱五分，赤芍三钱，川石斛四钱，杏仁四钱，象贝四钱，竹茹三钱，胆星一钱五分，天竺黄三钱，石决明一两，连翘三钱，泽泻三钱，枇杷叶四钱（去毛）。

按语：杨案起病，阴损正乏，邪恋不能化达。设专用凉泄，则邪机愈滞；设用温化，又属抱薪救火。若再因循辗转之间，内则阴液干涸，外则邪热蒙闭，迟之一二日，即不可挽救。此等证情，最为险候，故用养阴扶正，参以清泄达邪，标本同治，虚实兼顾。而病之症结，尤在脐下坚硬，此亦由于病前夺精，伤及肾阴，气滞交结，邪热益炽，渐有扰及厥阴之势。乃辅以外治之法，用貒鼠矢 [①] 合理气化滞之品煎熇患处，即得消释而气化亦畅；且少阴之气赖此扶助而

---

① 貒鼠矢：为鼠科动物雄性褐家鼠等的干燥粪便。性寒，味苦咸，具有导浊行滞，清热通瘀之效。

伸，内蕴之邪一齐外达，故疹瘖满布，脉转弦数，而诸病若失也。考治阴易劳伤，活人有鼠矢汤，先生殆师其意，改用外治，取其宣调阴阳、鼓邪外达。二诊后病得转机，继用增液、三甲复脉等方调理而愈。

吴案是温病初起，邪郁肺胃，正在鸱张之时。开手先以透达为主，宣泻为佐；嗣因痰滞交结而热势不解，虑其化燥内陷，故于开泄之中参以疏畅中宫消导之剂，以舒展气机而化痰滞，迨得汗腑通、咳畅瘖布而见舌黄糊语。细核症情，表里均得推动，是邪有外达之象，无如正气已乏，而痰热尚多逗留，故急转清泻，以撒余邪而存津液，兼顾并筹，旋即霍然，此可称为治温热病之正法。盖温病发展至此阶段最为紧要关头，偶一忽略失治则变起仓卒、液涸动风而致内陷厥变。谚云"走马看伤寒"，诚有见于温病变化多端，安危判于顷刻，是全在临诊者审察精详，步步留神，随机而治，庶不致误。

综观两案，方后均用枇杷叶为引，看似轻剂，平淡无奇，然究其方意，所从来，亦有所本，如叶讷人《医案存真》载其高祖天士先生案云："天气郁勃泛潮，常以枇杷叶拭去毛，净锅炒香，泡汤饮之。取芳香不燥，不为秽浊所侵，可免夏秋时令之病。"诚如王孟英所评，谓其"主清肃肺气"，以肺胃清降，邪自不容矣。

2. 治疗烂喉丹痧之经验

清季（1908年间）苏地喉痧流行，死亡相继，势颇严重。先生认为此症乃时疠之气感触而成，实与疠疫相同。治法则解表清里，各有所宜，但于先后次第之间，随机应变。认为初起形寒身热，虽有咽痛烦渴之象，仍宜透达为先，即使宜兼清散，总以散法为重，所谓"火郁则发之"也。须知头面红肿焮热，正是痧毒外达之机，倘漫用寒凉，则外邪遏闭而内火益炽，咽痛更剧，腐烂日甚，待丹痧透发，恶寒得罢，至此外闭之风寒已解，内蕴之邪火方张，此时寒凉清热，正宜投之，则里邪撤尽而病自愈矣。

例3：刘左。形寒转壮热，头痛，舌中淡黄，口腻作干，子舌坠，痰多，胸闷，脉数，便通，溲利。温邪内伏，正在方张，未可忽视。

淡豆豉三钱，桑叶三钱，薄荷一钱，白蒺藜四钱，白杏仁五钱，象贝五钱，枳壳一钱五分，竹茹三钱，莱菔子五钱，车前子四钱。

二诊：壮热头痛，舌中根黄垢，尖少苔，口干，喉间哽痛，脉数，胸闷，便溏，小溲赤少。温邪深伏不轻，防里热转重。

淡豆豉三钱，生山栀二钱，桑叶三钱，薄荷一钱，牛蒡子二钱，连翘三钱，枳壳一钱五分，竹茹三钱，银花四钱，生石决明一两。

另：珠黄散、锡宇散合用，于漱口后不时吹患处。漱口用月石三钱，儿茶二钱，开水烊化，俟冷另贮，吹药前漱喉。

三诊：热三日，头晕，舌尖红，苔淡黄，口干不多饮，喉有腐点，胸闷，脉数不畅，肌肤不清，梦语，便溏溲少。温邪内伏不轻，防直陷变端。

桑叶三钱，牛蒡子四钱，赤芍三钱，薄荷一钱，蝉衣七分，象贝五钱，枳壳一钱五分，竹茹三钱，车前子四钱，泽泻三钱。

四诊：表热甫得转轻，舌黄质红，喉关红碎，胸闷至甚，脉数不畅，肌肤不清，梦语，溲少，便溏不多。温邪郁伏不达，极易内传变端，略有松机，断不足恃。

桑叶三钱，牛蒡子三钱，赤芍三钱，蝉衣五分，银花四钱，辰连翘三钱，枳壳一钱五分，竹茹三钱，白杏仁四钱，象贝五钱，芦根二两。

吹口药同前。

五诊：温邪疠毒，深郁不达，表热貌似得解，舌根黑尖红刺，脉数而少力，大便热散，夜来糊语甚多，胸闷，丹光（注：丹痧之象）满布。种种见象皆属邪毒不达，缩陷最为可虑。

鲜生地六钱，淡豆豉三钱，蝉衣七分，牛蒡子三钱，连翘三钱，赤芍三钱，紫贝齿一两五钱，天竺黄三钱，银花三钱，甘中黄七分，枇杷叶四钱，茅根一两。

六诊：表热似解，病毒蒸郁营分，丹光满布，药后夜寐较安，糊语得止，便泄转闭，小溲连下两次、色黄而混，脉小数，胸痞，体痛。病势渐得转轻，而反复变端，尚在意中也。

淡豆豉三钱，鲜生地一两，牛蒡子五分，赤芍三钱，蝉衣七分，桑叶三钱，白杏仁四钱，银花四钱，连翘三钱，滑石四钱，车前子五钱，芦根二两。

七诊：表热幸未复作，舌红少液，舌下痛，咽干，昨宵咳嗽气急，药后即平，便闭溲黄，脉小数，仍觉胸痞，丹光略退。病势渐得转松，而不虞①荐至②，尚在意中也。

桑叶三钱，丹皮三钱，赤芍三钱，鲜金斛一两，鲜生

---

① 不虞：意料不到。
② 荐至：荐，通"洊"。荐至指接连而来。

地一两，黄芩三钱，杏仁五钱，石决明一两，甘中黄一钱五分，芦根二两。

八诊：热退后，幸得站定，舌根黄，咳嗽夜甚，咽痒，胸痞，脉滑数，大便色黑不畅，小便通。疠毒犹多，蒸郁营分，转松尚不足恃也。

桑叶三钱，地骨皮四钱，生甘草七分，杏仁四钱，象贝四钱，知母三钱，天花粉四钱，竹叶三钱，银花四钱，芦根一两，枇杷叶四钱。

九诊：病后余火逗留，上乘肺金，咽痒作咳，痰白，舌薄黄，口腻，便通淡黄。疠毒犹重，尚宜加慎。

桑白皮四钱，地骨皮四钱，淡黄芩一钱五分，杏仁五钱，象贝五钱，知母三钱，生石决明一两，竹茹三钱，连翘三钱，芦根二两。

十诊：舌淡黄，夜来咽痒，略有作咳，脉濡滑，胸腹和，大便畅行，溲仍黄混。仍宜清热解毒，兼和阴分。

鲜金斛一两，鲜生地一两，元参四钱，桑叶三钱，丹皮三钱，赤芍三钱，竹叶四钱，天花粉四钱，知母三钱，生石决明一两，芦根二两。

十一诊：寐中易魇，舌根微黄，咳嗽止，醒来口苦，火炎于上之明证；脉濡软微弦，阴不足而火有余。宜泻热和阴，标本兼顾。

西洋参一钱五分，鲜生地一两，细生地四钱，石决明一两，茯神四钱，连翘三钱，花粉四钱，知母三钱，鲜竹沥一两（冲）。

十二诊： 病后诸恙均安，惟气火不潜，寐不甚熟，两太阳筋跳动不已，作魇，脉濡滑，左弦，大便由溏转闭，溲利。宜清化泄降，兼和阴分。

炙鳖甲一两，石决明一两，磁朱丸四钱，西洋参一钱五分，元参四钱，生白芍三钱，枳壳一钱五分，竹茹三钱，辰连翘三钱，鲜竹沥一两（冲）。

附：喉症吹药方

珠黄散：珠粉一钱，犀黄五分，西月石八钱，飞中白二钱，冰片四分，飞青黛五分。

锡宇散：真象牙屑[①]一两二钱，熟石膏一两二钱，飞滑石一两二钱，飞中白八钱，甘中黄四钱，珠粉五分，冰片五分。

按语： 清代陈耕道《疫痧草》尝云："烂喉发痧，古无专

---

① 现已禁用。

书，实起于近年……疫疠之毒，气息传染，其症必险，见象不一，当汗当清，甚机甚微。"又云："观象察机，先透达而后清，是常理也。若疫痧重者，疏散清化，宜并进也。以表邪未解，疏散固未可少；而疫火内炽，清化亦不可迟。"其言极是。先生博采众长，通过实践而有所发展。故对烂喉丹痧之治疗，初起必先以透达为主，虽见喉烂，亦于清中带透，盖以痧得透显则邪能外达，邪达热清则喉症自愈。惟斯症多挟有时疠之气，每于清透剂中参以银、翘、中黄解毒之品。迨入后期，余火逗留，消烁阴液，则尤当泄热养阴，标本兼顾。其他更注重外治辅助疗法，如漱口清咽以消炎化痰，吹药去腐以止痛化毒，内外并治，斯得之矣。

3. 治疗吐血之经验

先生认为失血一症，其来路不外肺胃两途，倘因循误治，每易成损。如努力或暴怒伤络，骤然大口吐血，用药最忌寒凉，尤忌滋腻，每宗缪仲淳"气为血帅"之旨，以降气通络、化瘀导热为主。若血证缠绵不愈，久病阴虚，则尤注重脾胃，用培土生金法，以扶持后天生化之源。又，凡遇失血一时不止，常嘱服童便，设不易即得，频服自溲亦可，为仓卒间医药不及救急之法，取其降火清瘀也。

例 4：陈右。大致是血络瘀阻而两胁板痛，每值厥逆，必吐血盈碗，脉左按之如绵，营气大耗。然瘀不通行，正何由复？姑予通络疏瘀，冀得下行为顺。

当归须一钱五分，丹参二钱，桃仁三钱，牛膝二钱（用红花五分，酒煎拌炒），延胡索一钱（醋炒），旋覆花一钱（绛屑五分同包），白芍一钱，橘络一钱，带子丝瓜络三钱，绵纹生军一钱五分（酒炙）。

例 5：朱。失血复发，昨有两碗之多，今痰中带红，咳嗽胁痛，防咳甚上涌，非浅鲜症也。

桑白皮三钱（蜜炙），地骨皮三钱，生甘草三分，旋覆花一钱五分（包），橘络一钱，带子丝瓜络三钱，竹茹三钱，生蛤壳一两，墨旱莲草三钱，熟女贞子三钱，藕节五钱（炒），茅根一两（去心），甜杏仁三钱（去皮尖，打）。

另：参三七末五分，用蚕豆花露二两调化，先服。

例 6：薛。久病缠绵反复，形神色脉皆虚，何恃而不恐。勉拟培土生金，饮食调养，以冀扶延。

党参一钱五分，冬术三钱，怀山药四钱，茯苓四钱，甘草七分，麦冬一钱五分，冬瓜子四钱，米仁三钱，扁豆四钱，橘白一钱，谷芽四钱。

又常服补肺健脾炒米粉方：

怀山药二两，白茯苓二两，扁豆二两，甜杏仁二两，建莲肉二两，川贝二两，杜芡实二两，燕窝屑一两，苡仁一两，白花百合二两。

上药共研为末，加入炒米粉八两，拌和，每晨开水调服一食匙，加白糖少许，食前服。

按语：陈姓病例，由于瘀阻而致气滞，因气滞而血更凝结，其见证全在两胁痛。"板"，为有形板实之意，不同于一般之掣痛。盖左右两胁部位，为肝肺升降之道路，今被离络之瘀堵塞气之往来，故滞碍而痛，所谓"不通则痛"也。细究案语云"每值厥逆，必吐血盈碗，脉软如绵"，知其积病已久，瘀痹络道，扰动肝阳所致。且其血色必紫黯不鲜，虽未明言，亦可知也。故先生用药注重在瘀，以导瘀之品为多，尤妙在大黄一味，酒制使其行于上，得以发挥其猛降之性，逆折而下，兼能破瘀逐陈，先哲王清任称之为圣药，良有以也。考仲景《金匮》治吐衄有泻心汤，葛可久《十药神书》治诸血证有十灰散，二方均用大黄，亦取其泻热导瘀，以下行为顺耳。朱案则是暴吐而胁痛咳嗽，病因于肝肺冲逆、血随气升所致，故以泻白散、旋覆、蛤壳等清金制木、镇逆平气为治，务使气火之逆于上者得以下降，而血亦自止矣。薛案为病肺经久，损及脾胃，症非细故。《难经·十四难》曰："三损损于肌肉，肌肉消瘦，饮食不能为肌肤。"又曰："损其脾者，调其饮食。"盖上损、下损，以不损脾胃为可治。《仁斋直指》亦云："一切血证，经久不愈，每以胃药收功。"诚以脾胃为后天根本、气血生化之源，故用甘药补中以扶脾益胃，土旺而能生金，则肺气充沛，厥疾自瘳矣。

4. 治疗单腹鼓胀之经验

先生诊治单腹鼓症，宗法东垣学说，注重脾胃。认为脾胃之气虚弱，不能运化精微，水谷聚而不散，肝乃横逆莫制，上乘肺金，则气逆喘咳；中凌土位，则脘腹胀满；三阴同病，木土克贼，遂成单腹鼓胀重症。其病顽固难治，惟有寓疏于补，柔肝健脾，上润肺金，下养三阴，参入流利之品以和气机，标本同治。其言精审，可为后学师法。又，先生治老年三阴积虚、肝脾不和、腹膨溲少之症，每用乌龙丸、鸡金散等方化裁而添入五谷虫一味，盖取其和脾助运、消积而不伤正气耳。

例7: 曹二老太太。乙己年五月初七日。右脉弦劲，倍大于左，腹大胀满入腰肋，病属单腹鼓胀。拟上润肺阴，下疏肝脾，以希服此应手。

南沙参一钱五分，川石斛四钱，旋覆花一钱五分

（包），醋煅瓦楞子粉一两（包），炙蟾皮一钱，炙鸡内金二钱，春砂仁三分（后下），白芍二钱，朱砂拌茯苓四钱，川楝子一钱五分与小茴香三分（同炒），冬瓜皮五钱，通草一钱，五谷虫二钱（焙），陈麦柴一两（煎汤代水）。

二、三诊：守前法出入。

四诊：十一日。三阴同病，气血不充，腹满撑胀，腰肋背时易筋痛，头蒙目眴，少力，声音不扬，脉弦劲不和，时迫大节，又在湿令，理之正非易易。

南沙参四钱，川石斛四钱，白芍三钱，旋覆花一钱五分（包），煅瓦楞子粉一两（包），丝瓜络二钱，上红花四分（泡汤，炒），川断二钱，九香虫一钱，车前子四钱，炙鸡内金三钱，砂仁五分（炒），炙蟾皮一钱五分，川萆薢三钱，川楝子三钱与小茴香四分（拌炒），陈麦柴一两（煎汤代水）。

五诊：十三日。满腹膜胀，坐久即易腰右牵引左半，痛则神思顿乏，脉弦少冲和状，口干，头蒙目眴，少力，声音不扬。水不涵木，血不养筋，肝木横肆，上侮肺金，下乘脾土，温凉补泻，各有窒碍，理之实非易易，大节尤宜当心。

西洋参一钱（米炒，另煎），丝瓜络二钱与藏红花三分（泡汤，同炒），白芍二钱，醋煅瓦楞子粉一两，炙鸡内金三钱与砂仁末五分（拌），蟾腹皮一钱五分，五谷虫一钱五分（焙），杜仲一钱五分，香橼皮一钱，路路通一钱五分，川楝子二钱与小茴香三分（同炒）。

另：木瓜三钱，白芷三钱，小茴香三钱，乳香三钱，没药二钱，五灵脂三钱，橘叶三钱，木香五钱。上药以布包，水煎成浓汤，用布两块浸汤内，取出绞干，趁热更迭熨烙痛处。

六诊：十五日。昨宵安寐竟夜，胀满腰肋均定，惟脉仍弦劲转手，神倦，头蒙。本体积虚，血不养肝，水不涵木，拟由昨法增损。

上肉桂一分（去皮，剉末，饭为丸，另吞），白芍四钱，麦冬带心二钱，煅牡蛎一两，茯苓四钱，川断二钱，川石斛四钱，盐半夏二钱，生鳖甲心四钱，鸡内金三钱与砂仁末三分（拌，炙），川楝子二钱与小茴香三分（拌，炒），延胡索一钱五分（醋炒），绿萼梅一钱，生谷芽七钱（包）。

七诊：十七日。肝病起于血少，气失敛藏，脾土受克，转输不健，蒸湿化痰，上烁肺津胃液，满腹膨胀，小溲不利，舌已干，纳食式微，脉弦。症情虽见起色，但久病积虚，奏功不易，又易反复，勿以小效为恃。

洋参一钱，元参心一钱五分（朱砂拌），南沙参四钱，川石斛四钱，白芍四钱，海蛤粉一两（包），鸡内金三钱与砂仁末五分（拌，炙），蟾皮一钱五分，鳖甲心四钱，磁朱丸四钱（包），车前子四钱，九香虫一钱（焙），绿萼梅一钱，生谷芽一两（煎汤代水）。

八诊：仍宗上法出入。

九诊至十一诊：用苁蓉、蛤蚧等。（案从略）

十二诊：三十日。头蒙梦语均减，胀满无甚出入，肋痛昨仅一次，脉弦劲转手略得柔和。肝失血养，横克脾土，积损日久。昨方尚合机宜，宜姑再守之，能无反复，再商进步。

人参一钱（入秋石三分，另煎，冲），洋参三钱（生切），风斛三钱（另煎，冲），蛤蚧尾一对（洗），北五味四分，带心麦冬三钱，生鳖甲五钱，海蛤粉一两（包），川贝三钱（杵，包），淡木瓜一钱五分（酒洗），杜仲三钱，九香虫七分（焙），车前子三钱（包），炒谷芽四钱（包）。

十三诊至十六诊：大体仍以蛤蚧合生脉散为出入。（案从略）

十七诊：十二日。右脉细，左带弦，显系中土被克渐解，肝木尚未得和，仍属血少气散，溲后觉腹大转甚，即其明征也。当再养金以制木，柔肝以和脾，稍添疏化之味，以醒转输之轴。

人参一钱（研末，冲），天冬三钱（朱砂拌），原生地七钱（浸，绞汁，冲），鳖甲心七钱，醋煅牡蛎粉七钱（包），阿胶一钱五分（蛤粉炒珠），蛤蚧尾一对（淡盐水焙），炙鸡内金三钱，西洋参三钱（生切），沙苑子三钱，五谷虫一钱五分（焙），车前子三钱（包），生谷芽五钱与陈麦柴四钱（二味煎汤代水）。

按语： 本案自始至终凡十七诊，其立方开手即以上润肺金、下疏肝脾为治，以高年体乏、三阴同病、气血不充，致络失所养、肝邪横肆。参用养血柔肝而和络气，辅以外治焗方舒筋活络而止其掣痛。终因脾肾之阳衰微而气不能化，水饮停潴，咳逆胀满日甚。仲景曾有"腹满时减，复如故，此为寒，当与温药"之说。乃用肉桂剉末丸服，继复佐以乌龙丸、金铃子散、肉苁蓉等加减进之，以温煦脾肾而舒展气化，药后果得小效。无如病久积虚、正气日衰，又值暑湿主令，六阳升泄之时，深虑气散不收，发生骤变，急用参蛤、生脉等养阴保肺、纳气固肾为唯一扼要之图，脉之弦劲搏手者，幸得柔和之状，症情得以安稳。先生对于调理症候具有独特之长，始终守定养金以制木、柔肝以和脾，尤注重在育阴纳气一法为固摄根本之计，全神贯注，随机应变。

5. 运用前贤之方的点滴经验

陈健安老先生为曹氏之入室弟子，尝云："曩年侍诊时，见先生治中风症，凡口眼喝斜而无他症者，每用杨仁斋《直指方》之牵正散（白附子、僵蚕、全蝎），极有效验，先生云'此方属于外风者宜之'。又治小儿顿嗽，每用钱乙之泻白散（桑白皮、地骨皮、甘草），再加羚羊角二三分，颇有特效，云'顿嗽属于木火刑金，病原在肝'，故先生用羚角治之奏效。"虽为点滴经验，亦足宝贵。

6. 外治辅助疗法

先生临诊，对于内外各症，每多运用焐、熨、熏、洗等外治诸法，相辅相成，辄奏良效。今举数例，可见一斑。

（1）焐（温罨局部）方

［方1］治胸胁腹部及乳部作痛：紫菀七钱，当归须四钱，橘叶三钱，乌药四钱，木瓜五钱，延胡索三钱，乳香四钱，没药四钱。上药以水煎浓，布浸绞干，更迭焐之。

［方2］治胸腹痞闷：生紫菀三钱，牙皂四钱，枳实三

钱，菖蒲四钱，槟榔三钱，苏叶四钱，莱菔子七钱。如痛剧去紫菀，加木香四钱。

［方3］治牙槽风等症：苏叶四钱，红花四钱，地龙四钱，全蝎三钱，乳香三钱，没药三钱。

［方4］治环跳酸痛：当归须四钱，红花四钱，乳香三钱，没药三钱，木瓜五钱，丝瓜络五钱，落得打四钱，刘寄奴四钱。加黄酒一盅，水煎焗之。

（2）熨方

［方5］治腹部寒湿气滞交阻作痛：葱头一两，小茴香五钱，莱菔子一两，生姜三钱，食盐二两。上药一同打和，炒热，布包熨之。

（3）熏（煎汤趁热熏其热气）方

［方6］治水肿溲少：苏叶四钱，甘遂五钱，商陆三钱，大戟三钱，芫花三钱，木通三钱，木香三钱，车前草一两。

［方7］治小儿河白：苏叶一两，浮萍四钱，车前草一两，河白草一两，葱头四钱，生姜皮四钱。

（4）洗（煎汤洗患处）方

［方8］治大脚风：海桐皮三钱，防己三钱，片姜黄三钱，蚕沙三钱，苍术三钱。

［方9］治湿疹：苦参五钱，白鲜皮三钱，黄柏三钱，百部五钱，蛇床子三钱，地肤子三钱。

［方10］治秃疮：苦参五钱，百部五钱，黄柏四钱，扁柏四钱。

［方11］治痔坠脱肛：升麻五钱，胡黄连三钱，黄芩三钱，无花果一两，木鳖子三钱。上药水煎，熏、洗均可。

（二）苏派外科之典型

曹氏内外兼长，除内科外，对外科亦有独到之处。苏地外科医家，向有苏派、锡派之别，各具特长，曹氏实为清末民初时期苏派外科之典型。兹在外科上之成就，择要简介如下：

1.外疡初起，尚未成脓者，着重消散，订有连城散、消坚散（方见下）两种敷药方剂。"连城"适用于红肿焮热之症，"消坚"适用于顽肿坚硬之症。法以黄菊花或夏枯草煎汤（或用新鲜者打汁）调药，涂敷患处。红肿较甚者，于患处四周敷药，中央留一圆孔，如不获全部消散，亦有聚脓之效。

2.外疡已成，位居肤表浅处，或在皮下膜外者，每以红升丹提毒，使之自溃，收口亦速，可免开刀痛苦及由于开刀过早反致脓出不畅、收功缓迟之弊。倘疡患深处必须奏刀者，所用之刀较小，开口亦不过大，病人痛苦亦较小。为防止脓液壅阻，影响疮口愈合，用黄升丹捻药线通入疮口，既可提毒化脓，又不致脓流不出。

3. 外疡既溃之后，疮口较大者，膏药上掺以黄升丹，化脓拔毒，作用良好，正足说明充分掌握到升药药性的提拔之功。

4. 对外疡收口时，处理细致。每次换药，必将上次遗留于疮口之药完全拭净，以使新肌渐次长平，愈合后不留疤瘢。

5. 治疗外疡，从不生开硬挤。对于疔毒，尤忌发散，以防毒陷走黄。

6. 无论内症外疡，注重外治，如焐、熨、熏、洗等诸法，随症施治，以为辅助，辄奏疗效。

凡此数点，皆为曹氏疡科之特点。

附：敷药方

连城散：花粉四两，大黄三两，川柏三两，白芷三两，赤芍三两。上药各研细末相和。

消坚散：净乳香一两，净没药一两，广木香一两，石菖蒲一两四钱，黑丑二两，王不留行二两，大黄二两，青黛二两。制法同上。

（三）著述

1. 屠编《曹沧洲医案》

屠锡淇氏所辑《曹氏内外科医案》两卷，分门别类，包罗不紊。上卷列有内科、中风、伤寒，以及调理杂病；下卷为外疡、咽喉诸症。全书分四十三类，列案三百余则，内外各症具备，案语简赅，用药精审，理法方药一目了然，足资临证之指南、后学之津梁。

2. 董录《曹氏内科医案》

此为董雪帆早年所集手录太老师内科医案两册，自温病、痧疹、外感、内伤，以及妇人各症，无不备载。列有四十五门，收案三百二十余首。脉因证治，言简意明。所用方药，醇正和平，其间君臣佐使配合奇偶之制，咸有次序章法，可资遵循，堪称先正典型，亦为我侪之圭臬。

3. 曹沧洲著《霍乱救急便览》

先生鉴于夏令盛行霍乱一症，来势迅凶，认为病因暑天贪凉及饮食不节，最易罹致上吐下泻。为一时救急计，拟定治法五则，辨证明确，用药精当，随机应变，并附加减、外治、宜忌各法，切合临证实用。其措辞通俗，立方详尽，曾印行分赠各界，对当时霍乱之防治颇有贡献。

4.曹沧洲著《戒烟有效无弊法》

清末，鸦片之害流毒海内，罹其害者，不可胜数。先生怃焉悯之，乃慨然拟就《戒烟有效无弊法》一书，立有汤、丸四种方剂，并附加减诸法，俾各从所便，按方配服，戒除烟瘾。鸦片荼毒，尽人皆知，在今日言之已成历史陈迹，但对当时情况作用殊巨。

曹氏学术渊博，可谓一代大家。以上所述，殊不足以表先生之丰富经验，挂一漏万，谬误定多，尤希前辈同道及曹氏昆裔加以补充成章，用资发扬先德云耳。

（本文刊载于《上海中医药杂志》

1963 年 1 月号，作者董雪帆、蒋颂椒、钱孟方）

编《吴门医派曹惕寅遗稿存真》初衷是想使曹老的学术思想和临证经验保存下来，不要失传、湮没。在整理的过程中，逐渐产生了一些疑惑和思考，并有了探索的欲望。编后杂记是在《翠竹山房诊暇录》正文医学记录题外的一些补充，以冀通过这些补充使读者对先生的生平及为人为医多些感性认识。

一、
曹惕寅的身世之谜

在《翠竹山房诊暇录》曹惕寅先生的自序、多数介绍及后来其子曹寿民的学术史传记中，关于曹惕寅的学术传承均只提到其先祖云洲、承洲，以及伯父曹沧洲、堂兄南笔，对父亲却只字未提，连名字也无从查考。曹老的父亲难道不是医生吗？名字是什么？我们很想解开这些疑问。

在查阅上海图书馆古籍部藏本后，发现与我们手头的版本（由陆海凤医师提供）相比，图书馆藏本多了一页王震写的序言，为何老师给学生的书中要除却此页？白龙山人题写的书名扉页也明显有裁剪痕迹。经研读，王震序中提到"先生承其上祖云洲先生、承洲先生，暨其世父沧洲先生并其兄南笙先生之学"，明确指出曹惕寅的医学传承，其中并没有包括他的父亲。但在接下来的文字中，又明确指出"先生为再韩太史之子，博济存心，以劝善为初衷，故于诊友间每孳孳以进善，为请承其先志也"，指出曹惕寅先生从父亲再韩太史那里继承了博济劝善的胸怀。王震的序言解决了两个疑问：①曹惕寅先生的父亲不是医生而是太史；②曹惕寅先生的父亲名（或字）再韩。

由此，我们查证得知，曹惕寅先生之父再韩太史为曹福元（1857—1918），原名元蔡，字仲修、再韩，为清光绪九年进士，历任清代翰林、编修，并曾为多处地方大员，官及二品。光绪二十七年，曾任国史馆纂修官、文渊阁校理，光绪二十八年任编书局总纂。曹惕寅是其次子。曹惕寅与其胞兄曹崧乔秉承乃父"世事无可问，惟善举勉为之耳"的遗训，认为"既要救人命，又要正人心"，曾联合士绅吴颖芝等人创设"苏城隐贫会"，救济失业民众。其实曹惕寅先生一生积善积德，治病救人。我们印象很深的是他对时役军人均免挂号费。曹惕寅先生给学生的赠书中除去王震的序言（保留扉页王震的题款），恐从时局及形势考虑，是否有避隐之意，毕竟经历了翻天覆地的时代动荡及社会运动。

下附：世系简表

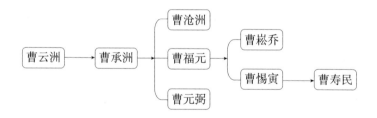

二、

《翠竹山房诊暇录》序言作者简介

《翠竹山房诊暇录》有多篇"序"，有的是草体且字迹印刷不清，本想略过，但为了"存真"，决定用照片翻拍留存，并请识印章的丽水中学陶友林老师（邓散木再传弟子，曾任浙江芙蓉印社社长）识别、查考。结果提示：这几位写序的，都是当时颇负盛名的大家。老师结交这些名人要士，除了诊病联系，还有什么关系？经查考，简介如下：

1. 冯超然

封面题写书名的冯超然（1882—1954）与曹老是同时代同地域（江苏常州）人，辛亥后寓居上海，一生以卖画为生。20世纪30～40年代，上海画坛有"三吴一冯"之称（吴湖帆、吴待秋、吴三深、冯超然），他的画作多幅被上海博物馆收藏。冯氏每以文会友，且同怀善心，曹老后亦迁居上海，其间必是多有交往，故向他请字亦在情理中。

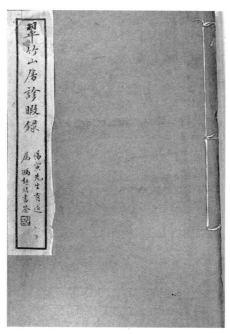

封面书影

2."白龙山人"王震

扉页题签及序一作者"白龙山人"王震（1867—1938），字一亭，号白龙山人，又号梅花馆主。辛亥革命前，他曾是上海屈指可数的商界大买办。1909年组织豫园书画会，1910年加入同盟会，辛亥上海光复中建有奇勋。他在书画艺术上造诣极深，与吴昌硕并誉为"海上双璧"。1920

年，爱因斯坦访问上海期间，他曾亲自宴请爱因斯坦夫妇。1922 年当选为中国佛教会会长。他以佛家普济众生的胸怀，热心社会公益，被尊为"王菩萨"。《翠竹山房诊暇录》的第一篇序便是出自他的手笔。

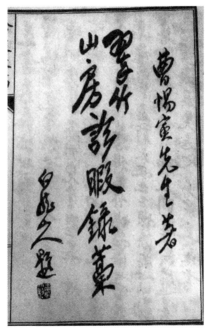

扉页书影

3. 冯煦

冯序作者冯煦（1842—1927），晚号蒿叟，进士出身，曾任翰林院编修，四川按察使、安徽巡抚等，亦是晚清要员、江南才子，与曹老的父亲应有交集。题该序时已85岁高龄。因书写字体小，影印欠清，故未能完整解读，相信其中必定也包含不少重要的信息。

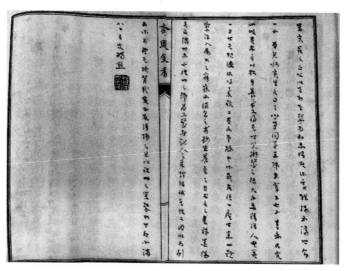

冯序书影

4. 程德全

程序作者程德全（1860—1930）曾任晚清奉天巡抚、江苏巡抚。辛亥后成为第一位参加革命的封疆大吏，并就任江苏都督。后退出政界，隐居上海。1926年受戒于常州天宁寺。程序中言及"曾证之吴地人士及家中儿孙辈，一切危症俱经先生匠心独运，拯救有得，固知其存心之厚、操术之神未可以常人论"，可见他在写序前是做了一番调查，是极为认真、下笔有份量的。

5. 杜定友

杜序作者杜定友（1898—1967）是我国近代图书馆事业的奠基人之一，是世界图书馆学史上屈指可数的理论大家。杜氏以其自身及家人患病经历，比较中西医之短长，并曾说："自此余深知中西医理本不相背，而术之高下在乎人耳。苟国中医士均法曹君之用心精究，又焉不见中医之神乎其伎哉？"可见杜先生对中医的认知是因自身及家人患病，西医久治无效，经曹惕寅医生医治而愈后，才有所认识。其实杜先生并未真正懂得中医之理，但见实效，便归结为医生个人医术的高下。此文也可看到曹惕寅先生在中医方面的造诣，有利于社会各方面对中西医的客观认知。

编后杂记

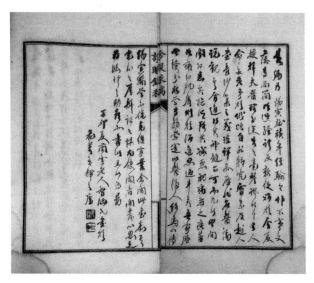

智涵氏序书影

6.曹沧洲

智涵氏序作者曹沧洲（1850—1931），名元恒，字智涵，兰雪老人，又号兰叟。吴县人，是曹惕寅的伯父及恩师。他写的序就像他对《翠竹山房诊暇录》的文字评价一样"不事文藻，专尚简明"，他说："吾家历世读书求学，专务崇实，以医济人，绍为心传。惕寅向学不倦，克继家业，余阅此书，嘉其宅心之厚，辨证之慎，尤使阅者开发心思，足为临诊之医助。"这是曹沧洲对他的侄子兼学生在学业、

医术及人品上的肯定。(此序文在文字辨识上得到陆鸿元先生的帮助)

7. 曹惕寅

曹惕寅自序言及幼时体弱多病,曾随父在京多年,同时遍寻良医治疗而未效。这段文字没有说明所患疾病,但可推测当年是举家赴京。后随父南归才专心习医,一冀继承祖业,一以愈己宿疾,可知他业医初衷有此二者。自序中未论及来沪定居时间,而其子曹寿民(1909—1986)曾提到十岁半时随父来沪,由此推断曹惕寅定居上海应在1920年。而《翠竹山房诊暇录》则于1927年在上海出版。

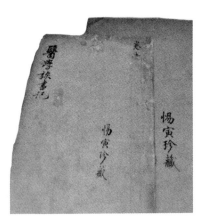

曹惕寅手书珍藏的医学著作书影

编后杂记

三、
寻找曹惕寅生前遗物、手迹及遗址

1.曹惕寅生前证书、照片

因年代久远，曹老生前遗物大都散佚，很难寻觅。

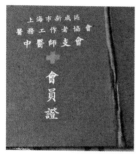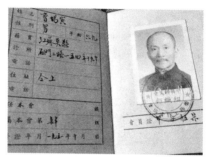

曹惕寅 1951 年已是医务工作者协会会员，
会员证上可见曹老中年时的正面照片

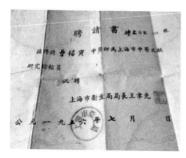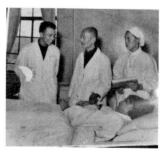

1956 年 7 月由当时上海市
卫生局局长王聿先签发的上海市
中医文献研究馆馆员聘请书

20 世纪 50 年代，
曹惕寅作为医学顾问参与
医院查房会诊

2. 赠书题款

1963 年，曹老赠《翠竹山房诊暇录》给陆海凤，并亲笔题款。此时曹老年事已高，故落笔微颤。

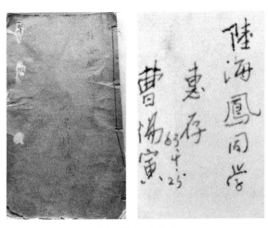

曹老赠书题款书影

3. 和栾长明"七一诗稿"

曹惕寅先生医著

万病唯求一字通，言三十万笔生风。继承务在出新异，革命何妨好大功。朝气最宜同护养，医林不禁鸣雌雄。党增威信人增寿，但见瘟神泣路穷。

栾长明 1964 年"七一"前四日

敬步　栾长明馆长原韵

百凡贯澈万事通，去芜存菁教育风。科学行见日日进，贡方尤贵奏效功。阳光热力遍大地，英俊辈出必称雄。党恩覆育人增寿，和平世界乐无穷！

1964 年 10 月 4 日，国庆后四日

学生郭天玲录

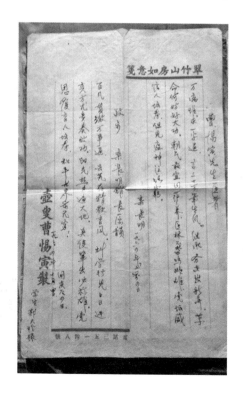

（1）栾长明是 20 世纪 60 年代初，上海市中医文献研究馆的支部书记、副馆长，一位有文化修养的老干部。1964 年"七一"之际，文献馆收到曹惕寅的《万病惟求一通》等论著，约 30 万字，栾长明欣然命笔，诗中肯定、赞扬了曹老的精神和他的贡献。事隔三月，国庆节之际，曹老步其韵和唱诗文，充分体现了曹老当时的兴奋及爱国、爱党之情。

（2）抄录诗稿的纸张是当年"翠竹山房"的处方笺，现难寻觅，故显珍贵。

（3）不敢说这是曹老诗作中唯一存世者，但确不多见。

4. 曹老在沪的翠竹山房诊所遗址

2018 年，我们重访了曹惕寅老当年在上海的翠竹山房诊所兼居所旧址。现经部分改建后，成为上海市静安区石门二路 154 弄 19 号院。

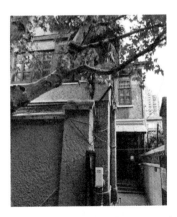

曹惕寅在沪翠竹山房诊室兼居处旧址外景

　　　　　　　　　　　　　编后杂记

四、
曹沧洲祠及曹惕寅旧居访寻

2018 年春夏之交，苏州春辉堂中药博物馆内举办了一场海派中医与吴门医派的学术交流活动。其中，吴门医派由曹惕寅的学生郭天玲教授重点介绍了曹惕寅的医学传承与学术要点，苏州市中医院的欧阳十八主任介绍了曹沧洲的医学成就。会后一行人又寻访了曹沧洲祠及曹惕寅家老屋弄堂。曹沧洲祠位于苏州瓣莲巷，建于清末民初，现碑石仍在（图1），被列为苏州市控制保护建筑（图2），屋宇则被开辟为南门街道社区活动中心和"科普苑"（图3）。位于苏州阊门内下塘街 30 号的曹惕寅家老屋崇安里已被列为苏州市控制保护建筑，该建筑为里弄式近代住宅群，为二层青砖楼房，共五幢，前后有过街楼，由曹惕寅建于 20 世纪 30 年代，目前保存完好。弄口有瓷牌指示（图4）。

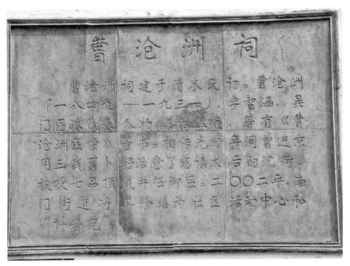

图1　曹沧州祠碑

编后杂记

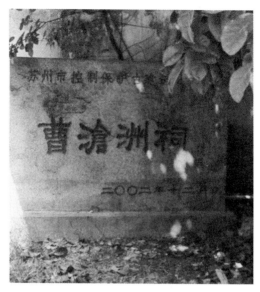

图2　古建筑保护碑

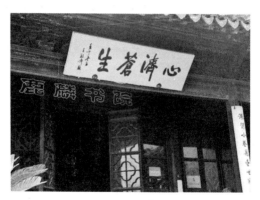

图3　祠内建筑

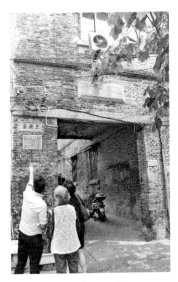

图 4　苏州崇安里曹宅旧址

附：崇安里曹宅简介

该建筑为里弄式近代住宅群，为二层青砖楼房，共五幢，前后有过街楼。曹宅为名医曹沧洲之侄曹惕寅于20世纪30年代建造。

曹惕寅（1881—1969），字契敬，居苏州，得伯父沧洲、兄南笙所传，精内、外科，尤擅长内伤杂症，临床60余年。曾任上海市中医文献馆馆员，撰有《翠竹山房诊暇录》2集。

编者

2024 年 10 月

跋

近闻上海中医药大学郭天玲教授、陆海凤医生等，积数年之心血，衰然成帙，撰成《吴门医派曹惕寅遗稿存真》一书，深感前辈对其先师的传承，治学至精，勤勉不倦，不由心生敬意。

吴中地秀人杰，千年历史孕育了璀璨的文化，香山帮打造的苏州园林、江南古镇巧夺天工，苏州丝绸和刺绣蜚声海外，他如昆剧、评弹、吴门画派等诸多非物质文化遗产，对近百年海派文化的起源与发展，也有着重要的影响，而吴门医派同样也是苏州文化中的一朵奇葩。

吴门医派肇始于明朝戴思恭、薛己，至明末清初吴又可、叶天士渐至鼎盛，又有徐灵胎、薛生白等诸多先贤。吴门医派其中的分支创立了温病学派，以善治外感温热病为长，用药强调"轻清灵巧"，对后世孟河医派和海派中医影响久远，故世人有"吴中医派甲天下，孟河医派冠吴中"之誉。曹惕寅先生的伯父曹沧洲先生,亦为吴门医派中之翘楚。曹沧洲先生家学渊源,幼承庭训,精于内科,对外感温热病亦颇有心得。其曾于清光绪三十三年(1907),与青浦陈莲舫共同奉诏入京,为光绪皇帝与慈禧太后诊治,后赐七品御医,便有了"三钱萝卜籽,换个红顶子"的故事。

曹惕寅先生,名岳峻,字惕寅,以字行,为民国四大高僧印光法师皈依弟子,法名契敬。承其祖云洲、伯父沧洲、兄南笙,医术大进,于上世纪二十年代迁居沪渎,设诊于斯,成为海派中医的一支重要脉络。学术上强调"万病惟求一通",一曰应机,祛邪以求通,调和营卫,流通气血;二曰宣化,疏调以求通,协调升降,沟通三焦;三曰调摄,调理以求通,培脾益肾,疏补交融。此三点可谓直中肯綮,要言不烦。曹惕寅先生临证六十余年,擅治内外各科,常将外治方药用于内科疾病而收效,称为"导邪外达法"。用药推崇吴门医派杰出医家叶天士,圆机活法,轻清灵巧,在古方和家传基础上多有创见。遣方讲究药物组织结构,每以功效相类或相辅相成的药物为一组,每组二三味,每方分为上、中、下、末四组,上为主药,中为相辅,下为相须,末则通调,如此条分缕析，一目了然。

1956年7月，为统战以及抢救整理老中医经验需要，原上海市卫生局筹建成立了上海市中医文献研究馆，并先后设立了七个业务组开展研究工作，曹惕寅先生被聘为上海市中医文献研究馆馆务委员。作为我馆建馆后的第一批最重要的馆员之一，曹惕寅先生担任验方组组长，收集各类验方、秘方、民间单方。上世纪五六十年代，我馆组织力量，陆续整理出版了一批较有质量的专病文献专辑，其中就有为屠呦呦教授研究青蒿素提供线索和启发的《疟疾专辑》一书；另外还油印了一大批以名老中医经验为主的小册子，而曹惕寅先生于此时亦贡献了《中药治疗膏淋（乳糜尿）之初步研讨》和《温热性哮喘表攻补三法之研究》，并四次在《上海中医药杂志》上发表论文。曹惕寅先生的著作中，以《翠竹山房诊暇录》最负盛名，该书成书于1927年，共分两卷，记录其医案医话共77个，充分展示了其治学思想和临证精华，具有较高的学术和整理价值。另有《临证述要》《万病惟求一通》《翠竹老人卫生方》等医稿遗世。

建馆初期，为传承馆员临床经验和关心联络馆员生活，我馆选拔了一批中青年中医和刚从上海中医学院毕

跋

业的年轻力量，作为助理馆员，而郭天玲教授就是其中的佼佼者，当时拜师曹惕寅先生的我馆骨干还有黄少堂、王秀娟、林功铮三位前辈。郭教授前后跟师学习多年，深得曹师之真传，后又调至上海中医学院从事医史文献研究，造诣颇深，现任上海中医药大学专家委员会名誉委员。陆海凤医生于二十世纪五六十年代入选上海市卫生局直属中医带徒班，1963 年起师从曹惕寅先生，对曹师学术思想和临床经验有切深的理解和多年的实践，并留存了珍贵的文字资料。此次由郭天玲教授、陆海凤医生领衔编著、整理，付梓曹惕寅馆员的遗稿，功绩卓然，利在千秋，亦值得我馆后侪学习！

上海市中医文献馆

甲辰谷雨

跋